Dietmar Wigger, Markus Stange

Medikamente in der Pädiatrie

Inklusive Neonatologie/Intensivmedizin

5., überarbeitete und aktualisierte Auflage

Unter Mitarbeit von Dr. med. Thomas Frank, Münster; Autor der Kapitel zu Neonatologie, Intensivmedizin und Kinderkardiologie

W0304860

ELSEVIER

ELSEVIER
Hackerbrücke 6, 80335 München, Deutschland
Wir freuen uns über Ihr Feedback und Ihre Anregungen an books.cs.muc@elsevier.com

ISBN Print 978-3-437-21455-4
ISBN e-Book 978-3-437-17251-9

Alle Rechte vorbehalten
5. Auflage 2017
© Elsevier GmbH, Deutschland

Wichtiger Hinweis für den Benutzer
Die Erkenntnisse in der Medizin unterliegen laufendem Wandel durch Forschung und klinische Erfahrungen. Herausgeber und Autoren dieses Werkes haben große Sorgfalt darauf verwendet, dass die in diesem Werk gemachten therapeutischen Angaben (insbesondere hinsichtlich Indikation, Dosierung und unerwünschter Wirkungen) dem derzeitigen Wissensstand entsprechen. Das entbindet den Nutzer dieses Werkes aber nicht von der Verpflichtung, anhand weiterer schriftlicher Informationsquellen zu überprüfen, ob die dort gemachten Angaben von denen in diesem Werk abweichen und seine Verordnung in eigener Verantwortung zu treffen.
Für die Vollständigkeit und Auswahl der aufgeführten Medikamente übernimmt der Verlag keine Gewähr.
Geschützte Warennamen (Warenzeichen) werden in der Regel besonders kenntlich gemacht (®). Aus dem Fehlen eines solchen Hinweises kann jedoch nicht automatisch geschlossen werden, dass es sich um einen freien Warennamen handelt.

Bibliografische Information der Deutschen Nationalbibliothek
Die Deutsche Nationalbibliothek verzeichnet diese Publikation in der Deutschen Nationalbibliografie; detaillierte bibliografische Daten sind im Internet über http://www.d-nb.de/ abrufbar.

17 18 19 20 21 5 4 3 2 1

Das Werk einschließlich aller seiner Teile ist urheberrechtlich geschützt. Jede Verwertung außerhalb der engen Grenzen des Urheberrechtsgesetzes ist ohne Zustimmung des Verlages unzulässig und strafbar. Das gilt insbesondere für Vervielfältigungen, Übersetzungen, Mikroverfilmungen und die Einspeicherung und Verarbeitung in elektronischen Systemen.

Um den Textfluss nicht zu stören, wurde bei Patienten und Berufsbezeichnungen die grammatikalisch maskuline Form gewählt. Selbstverständlich sind in diesen Fällen immer Frauen und Männer gemeint.

Planung: Ursula Jahn, München
Projektmanagement: Annekathrin Sichling, München
Redaktion: Dr. med. Julia Bender, Gernlinden
Satz: abavo GmbH, Buchloe/Deutschland; TnQ, Chennai/Indien
Druck und Bindung: Drukarnia Dimograf Sp. Z. o. o., Bielsko-Biała/Polen
Zeichnung: Susanne Adler, Lübeck
Umschlaggestaltung: SpieszDesign, Neu-Ulm

Aktuelle Informationen finden Sie im Internet unter **www.elsevier.de** und **www.elsevier.com.**

Vorwort zur fünften Auflage

Das praktische Handbuch „Medikamente in der Pädiatrie inklusive Neonatologie/Intensivmedizin/Kinderkardiologie“ erläutert nunmehr in der fünften, überarbeiteten und korrigierten Auflage Indikationen, Dosierungen, Nebenwirkungen der in der Kinderheilkunde und Jugendmedizin am häufigsten verabreichten Medikamente.
Eine Neuauflage nach drei Jahren erschien uns notwendig, um den Veränderungen in der Kinderpharmakologie gerecht zu werden. Erneut wurde dabei besonderer Wert auf die detaillierten Dosierungsanweisungen abhängig von Alter und Körpergewicht gelegt. Auch die Tabelle zum schnellen und eindeutigen Aufziehen und Dosieren in Notfall-, Intensiv- und Reanimationssituationen hat sich als ausgesprochen hilfreich erwiesen. Damit hat sich unser Leitfaden als praktikabler Helfer in pädiatrischen Notfallsituationen bewährt.
Damit auch niedergelassene Kollegen das Buch effektiv nutzen können, wurden für die gängigen Saft- und Tropfenpräparate Richtdosierungen (ml/Tropfenzahl pro 10 kg KG) angegeben, so dass auch eine schnelle exakte Dosierung im „stressigen Praxisalltag“ möglich ist.
Bewusst wurden die für den Alltagsgebrauch relevanten Daten ausgewählt und auf überflüssigen Ballast verzichtet. Das Buch soll weiterhin in der Kitteltasche des Pädiaters und Allgemeinmediziners in Klinik und Praxis seinen unverzichtbaren Platz finden.
Wir möchten uns erneut besonders bei Herrn Dr. med. Thomas Frank, dem leitenden kinderkardiologischen und neonatologischen Oberarzt der Kinderintensivstation des St.-Franziskus-Hospitals Münster, bedanken, den wir als Co-Autor für das Kapitel der neonatologischen, kinderkardiologischen und intensivmedizinischen Präparate gewinnen konnten, und der uns mit seinem großen Fachwissen eine unschätzbare Hilfe in der Bearbeitung und Verbesserung dieses Themengebietes war.
Unser Dank für all die wertvollen Anregungen und Tipps aus ihren Spezialdisziplinen gilt ebenfalls Herrn PD Dr.med. Otfried Debus, Neuropädiater und Chefarzt der Kinderklinik des Clemenshospitals Münster und Herrn Martin Stegat, niedergelassener Facharzt für Kinderheilkunde, Jugendmedizin und Kinderrheumatologie.
Vor allem danken wir aber dem Elsevier-Verlag, insbesondere zum wiederholten Mal Frau Annekathrin Sichling und Frau Ursula Jahn für die stets angenehme, unkomplizierte und konstruktive Zusammenarbeit in der Erstellung dieser fünften Auflage.
Viel Erfolg bei der täglichen Arbeit wünschen

Dr. med. Dietmar Wigger, Dr. med. Markus Stange,
im April 2017

Bedienungsanleitung

Die hier dargestellten Medikamente sind nach ihren Freinamen alphabetisch geordnet. Das Griffregister mit den jeweiligen Anfangsbuchstaben erleichtert dabei das Auffinden der einzelnen Pharmaka.

Neben den Freinamen stehen in der äußeren oberen Ecke die gebräuchlichsten Handelsnamen der jeweiligen Substanz. Die weiteren Angaben zu den Medikamenten sind wie folgt gegliedert:

- **Darreichungsform** (hier wurden nur pädiatrisch relevante Darreichungsformen ausgewählt)
- **Indikation**
- **Dosierung** mit oraler, intravenöser, rektaler und subkutaner Dosis nach Körpergewicht (KG) und Alter der Kinder gestaffelt
- Tipps & Tricks mit Hinweisen zu:
  - **KI** absoluten und relativen Kontraindikationen
  - **NW** Nebenwirkungen (genannt werden immer sehr häufige NW [>/= 10%] oder häufige NW [1–10%], sofern pharmakologische Daten darüber vorliegen)
  - **WW** Wechselwirkungen
  - **Cave!** Wichtige Tipps zum klinischen Einsatz der Medikamente, z. B. Dosisanpassung bei Niereninsuffizienz, lebensbedrohliche Nebenwirkungen
  - **TIPP** Praktische Tipps, z. B. zu Medikamentenkombinationen, Kosten, Nennung der Antidote oder Aufziehtipps für Medikamente in der Neonatologie
  - **SPS** Serum-/Plasmaspiegel der Pharmaka
  -  Aufziehtipp: Es wird eine exakte, pragmatische Aufziehempfehlung angegeben. Eine Schnellübersicht aller relevanten Aufziehtipps, die für den Notfall benötigt werden, befindet sich am Buchanfang vor dem Buchstaben **A.**
  - **AWMF** Es wird die für die Medikamentendosierung relevante AWMF-Leitlinie genannt, die im Original unter www.AWMF.org nachgelesen werden kann.

Im Anhang sind alle Handelsnamen der in diesem Buch behandelten Pharmaka mit dem zugehörigen Freinamen aufgelistet. So lassen sich auch die Medikamente auffinden, von denen nur der Handelsname bekannt ist.

Ein Abkürzungsverzeichnis auf der nächsten Seite erläutert die verwendeten Abkürzungen.

Eine Tabelle mit den wichtigsten Laborwerten und einer Abbildung zur Berechnung der Körperoberfläche soll die tägliche Arbeit zusätzlich erleichtern.

Adressen

Dr. med. Dietmar Wigger
Steinstr. 21
48291 Telgte

Dr. med. Markus Stange
Am Berler Kamp 5
48167 Münster

Sehr geehrte Kollegen und Kolleginnen,

über Hinweise, Verbesserungsvorschläge, Ergänzungen etc. würden wir uns sehr freuen und bitten Sie, diese an books.cs.muc@elsevier.com zu senden.

D. Wigger, M. Stange

Abkürzungen

BB	Blutbild
BE	Broteinheiten
BPD	Bronchopulmonale Dysplasie
BSG	Blutsenkungsgeschwindigkeit
BtM	Medikament unterliegt den Bestimmungen und Beschränkungen der Betäubungsmittel-Verschreibungsverordnung
CF	Cystische Fibrose
d	Tag
DA	Dosieraerosol
DTI	Dauertropfinfusion
ED	Einzeldosis
Erw.	Erwachsene
FFP	Fresh frozen plasma
FG	Frühgeborenes
GI	gastrointestinal
h	Stunde
Hb	Hämoglobin
HWZ	Halbwertszeit
I. E.	Internationale Einheiten
i. m.	intramuskulär
INH	Inhalation über Vernebler
INTOX	Intoxikation
i. o.	intraossär
i. v.	intravenös
J.	Jahre
Jgdl.	Jugendliche
KBR	Komplementbindungsreaktion
Kdr.	Kinder
KG	Körpergewicht
KI	Kontraindikationen
KK	Kleinkind
KOF	Körperoberfläche
LJ	Lebensjahr
LT	Lebenstag
LW	Lebenswoche
LZ	Langzeit
max.	maximal
mg	Milligramm
Min.	Minuten
Mio	Millionen
Mon.	Monat
NaCl	Natriumchlorid
NG	Neugeborenes
NW	Nebenwirkung
PDA	Persistierender Ductus arteriosus
PFC	Persistierende fetale Zirkulation
p. o.	per os (oral)
RR	Blutdruck
s. c.	subkutan
SPS	Serum-/Plasmaspiegel
Sgl.	Säuglinge
Schulk.	Schulkind
Supp.	Suppositorien
tägl.	täglich
Tbl.	Tabletten
Tropf.	Tropfen
Wo.	Wochen
WW	Wechselwirkung
ZNS	Zentrales Nervensystem
ZVK	Zentraler Venenkatheter

Wichtige Notfallmedikamente

Wirkstoff (Handelsname)	Ampulle	Aufziehen	Indikation/ Dosierung i. v.	Beispielpatient 10 kg [ml]	Beispielpatient 15 kg [ml]
Adenosin (Adrekar®)	10 mg in 2 ml	davon 1 ml + 9 ml NaCl 0,9 % (= 5 mg)	SVT initial: 0,1 mg/kg (= 0,2 ml/kg [1 : 10])	2 ml	3 ml
Adrenalin	1 mg in 1 ml	davon 1 ml + 9 ml NaCl 0,9 % (1 : 10.000)	Reanimation: 0,01 mg/kg/ ED (= 0,1 ml/kg)	1 ml	1,5 ml
Atropin	0,5 mg in 1 ml	pur (1 ml Spritze) = 0,5 mg	Bradykardie: 0,01 mg/kg (= 0,02 ml/ kg)	0,2 ml	0,3 ml
Clonazepam (Rivotril®)	1 mg in 1 ml (nie pur geben!)	davon 1 ml + 1 ml Aqua dest. (= 1 mg)	Antikonvulsion: 0,1–0,2 mg/ kg (= 0,2– 0,4 ml/kg)	2–4 ml	3–4 ml (max. ED 4 ml)
Diazepam	10 mg in 2 ml	davon 1 ml + 4 ml Aqua dest (= 5 mg)	Antikonvulsion: 0,1–0,3 mg/ kg (= 0,1 ml– 0,3 ml/kg)	1–3 ml	1,5– 4,5 ml
Dimetinden (Fenistil®)	4 mg in 4 ml	pur	Anaphylaxie, Allergie: 0,05 mg/kg (= 0,05 ml/ kg)	0,5 ml	0,75 ml
Etomidate (Hypnomidate®)	20 mg in 10 ml	pur (2 ml oder 10 ml Spritze)	Kurzhypnotikum: 0,2 mg/kg (= 0,1 ml/kg) max. ED 2,5 mg	1 ml	1,5 ml

Wichtige Notfallmedikamente (Forts.)

Wirkstoff (Handelsname)	Ampulle	Aufziehen	Indikation/ Dosierung i. v.	Beispielpatient 10 kg [ml]	Beispielpatient 15 kg [ml]
Fentanyl	0,5 mg/10 ml (= 50 µg/ml)	bei KG ≤ 10 kg: davon 1 ml + 9 ml G5 %	Analgesie: 2–5 µg/kg (= 0,4–1 ml/kg [1 : 10])	4–10 ml	6–15 ml
		bei KG > 10 kg: pur	2–5 µg/kg (= 0,04 ml–0,1 ml/kg)	0,4–1 ml	0,6–1,5 ml
Ketamin	500 mg in 10 ml (50 mg/ml)	davon 2 ml + 8 ml NaCl 0,9 % → 10 ml enthalten 100 mg Ketamin	Analgesie: 1–2 mg/kg als ED (= 0,1–0,2 ml/kg)	1,0–2,0	1,5–3,0
			Narkose: 3(–5) mg/kg als ED (= 0,3–0,5 ml/kg)	3(–5)	4,5(–7,5)
Methylprednisolon Urbason®	32 mg (Sgl., KK)	32 mg in 1 ml Aqua dest. (= 32 mg)	Anaphylaxie, Allergie: 5 mg/kg (= 0,2 ml/kg)	2 ml	3 ml
Midazolam (Dormicum®)	5 mg in 5 ml (1 mg/ml)	pur (5 ml Spritze) = 5 mg	Sedierung: 0,1 mg/kg (= 0,1 ml/kg) max. ED 2,5 mg	1 ml	1,5 ml

Wichtige Notfallmedikamente (Forts.)

Wirkstoff (Handelsname)	Ampulle	Aufziehen	Indikation/ Dosierung i. v.	Beispielpatient 10 kg [ml]	Beispielpatient 15 kg [ml]
Phenobarbital (Luminal®)	200 mg in 1 ml	bei KG ≤ 10 kg: davon 1 ml + 9 ml NaCl 0,9 % (= 200 mg)	Antikonvulsion: 10–20 mg/kg (= 0,5–1 ml/kg [1 : 10])	5–10 ml	7,5–15 ml
		bei KG > 10 kg: pur	10–20 mg/kg (= 0,05–0,01 ml/kg	0,5–1,0 ml	0,75–1,5 ml
Piritramid (Dipidolor®)	15 mg in 2 ml	davon 2 ml + 13 ml NaCl 0,9 % (= 15 mg)	Analgesie: 0,05–0,1 mg/kg (= 0,05–0,1 ml/kg)	0,5–1 ml	0,75–1,5 ml
Prednisolon (Solu-Decortin®)	250 mg (Jgdl.)	250 mg in 5 ml Aqua dest. (= 250 mg)	5 mg/kg (= 0,1 ml/kg, 1 ml/10 kg)	1 ml	1,5 ml
Propofol (Disoprivan®)	200 mg in 20 ml (1 %)	pur (10 ml Spritze) = 100 mg	Sedierung: 1–2 mg/kg (= 0,1–0,2 ml/kg)	1–2 ml	1,5–3,0 ml
Thiopental (Trapanal®)	500 mg Trockensubstanz	500 mg in 20 ml Aqua dest.	Intubation: 5 mg/kg (= 0,2 ml/kg)	2 ml	3 ml

A

Acetazolamid

Acemit, Diamox, Glaupax

Darreichungsform

Tablette	250 mg
Injektionslösung	500 mg

Indikation

Liquordrucksenkung, Alternativtherapie fokaler, generalisierter oder Absence-Epilepsien, Episodische Ataxie Typ 2, zentrale Atemstörungen mit begleitender Hypoxie

Dosierung

Epilepsie oral oder langsam i. v.	NG und Sgl.	• initial 2,5 mg/kg/ED 2–3 × tgl. • Erhaltung: 5–7 mg/kg/ED 2–3 × tgl.
	Kdr. 1–12 J.	• initial 2,5 mg/kg/ED 2–3 × tgl. • Erhaltung: 5–7 mg/kg/ED 2–3 × tgl., max. 750 mg/d
	Jgdl. 12–18 J	max. 250 mg/ED in 2–4 ED
Hirndruck, auch posthämorrhagisch; oral oder langsam i. v.	Sgl. 1–12 Mon.	• initial 8 mg/kg/ED 3 × tgl. • Steigerung auf max. 100 mg/kg/d
	Kdr. > 1 J.	• initial 25 mg/kg/d • max. 100 mg/kg/d oder 2 g/d

Tipps & Tricks

KI Hypokaliämie, Hyponatriämie

NW selten: Azidose, Exantheme, Harndrang, Parästhesien, Elektrolytstörungen, Nephrotoxizität in Kombination NSAID

Cave! Elektrolyt- und Blutgaskontrollen

A

Acetylcystein

ACC, Acetylcystein, Bromuc, Fluimucil, NAC

Darreichungsform

Brausetabletten	100/200/600 mg
Filmtabletten	100/200/600 mg
Granulat	100/200 mg
Kapseln	200 mg
Saft	200 mg in 10 ml
Injektionslösung	300 mg in 3 ml, 5.000 mg in 25 ml

Indikation

Mukolytikum, Antidot bei Paracetamolintoxikation, Acrylnitril und Methylbromid

Dosierung

Oral (Mukosekretolyse)	NG	2 × 25 mg/d = 2 × ¼ Btl. Granulat oder 2 × 1,25 ml Saft (100 mg)
	Sgl.	2 × 50 mg/d = 2 × ½ Btl. Granulat oder 2 × 2,5 ml Saft
	KK	3 × 50 mg/d = 3 × ½ Btl. Granulat oder 3 × 2,5 ml Saft
	2–6 J.	3 × 100 mg als Tbl., Granulat oder 3 × 5 ml Saft
	6–14 J.	2 × 200 mg als Tbl., Kapsel, Granulat oder 2 × 10 ml Saft
	>14 J.	3 × 200 mg als Tbl., Granulat, Kapsel oder 3 × 10 ml Saft
	bei Mukoviszidose Dosis um ¼–⅓ steigern	
i. v. zur Mukosekretolyse, Surfactantstimulation	< 6 J.	10 mg/kg/d in 3 ED
	6–14 J.	1–2 × tägl. 150 mg
	> 14 J.	1–2 × tägl. 300 mg
Inhalationstherapie	3–4 × tägl. 2–3 ml einer 10-prozentigen Lösung inhalieren	

Paracetamolintox. (> 150–200 mg/kg Ingestion)	Kinder < 20 kg	150 mg/kg in 3 ml/kg ml Glukose 5 % in 60 Min. i. v., dann 50 mg/kg in 7 ml/kg G5 % über 4 h i. v., dann 100 mg/kg/in 14 ml/kg G5 %über 16 h i. v.
	Kinder 20–40 kg	150 mg/kg in 100 ml G5 % über 1 h, dann 50 mg/kg in 250 ml G5 % über 4 h, dann 100 mg/kg in 500 ml G5 % über 16 h
	evtl. oral: 140 mg/kg z. B. in Mineralwasser, dann 70 mg/kg alle 4 h für insg. 17 Gaben; orale Gabe ab etwa 2 Jahren, wenn orale Flüssigkeitsaufnahme mit Compliance des Kindes möglich	
	kritischer Paracetamolspiegel 150 µg/ml 4 h nach Ingestion	

Tipps & Tricks

NW
- selten: allergische Reaktionen, Exanthem, Kopfschmerzen, Tinnitus, Übelkeit, Sodbrennen, Bronchospasmus bei „Hyper-Responder", Cave Histamintoleranz
- bei i. v.-Gabe (z. B. als Antidot bei Paracetamolintoxikation) in 10 % Flush und Pruritus

WW
- Verminderung der Wirkung oraler Antibiotika, besonders bei Cephalosporinen und Tetrazyklinen (zeitversetzte Gabe empfohlen)
- Verstärkung der vasodilatatorischen Wirkung von Glyzeroltrinitrat

Cave!
- Sgl. und KK unter 1 J. nur bei vitaler Indikation und unter stationärer Kontrolle
- Gefährlicher Sekretstau bei gleichzeitiger Gabe von Antitussiva möglich!
- Bei oraler ACC-Therapie bei PCM-Intoxikation keine Kohle geben!

Acetylsalicylsäure

Acesal, Aspirin, Godamed, ASS/Hexal/von ct/AL/ratiopharm/ Stada u. a., Herz-ASS, Togal ASS

Darreichungsform

Tablette/Pulver	50/75/100/250/300/500 mg
Brausetablette	500 mg
Kautablette	500 mg
Injektionslösung	500 mg

Indikation

Analgesie, Antipyrese, Antirheumatikum, Thrombozytenaggregationshemmung, Inflammationshemmung bei Kawasaki-Syndrom, Schlaganfallprimär- und -sekundärprophylaxe, Spannungskopfschmerz und Migräneakutherapie/-prophylaxe

Dosierung

Fieber, Schmerzen	• 10–15 mg/kg p. o. alle 4–6 h • max. 60–80 mg/kg/24 h	
Rheumatische Erkrankungen	• 60–100 mg/kg/d in 3–4 ED • Beginn: 80 mg/kg/d für 5–7 d • Spiegel im Steady-State: 15–25 mg/dl 2–4 h nach Gabe	
Thrombozytenaggregationshemmung	1–2 mg/kg/d	
Kawasaki-Syndrom	akute Phase (Tag 1–10)	
	subakute Phase (Tag 11–20)	80–100 mg/kg/d p. o. in 4 ED
	Rekonvaleszenz (Tag 21–60)	3–5 mg/kg/d ggf. mit Dipyridamol 5 mg/kg/d in 1 ED
	chronische Phase (> 60 d)	3–5 mg/kg/d ggf. mit Dipyridamol 5 mg/kg/d in 1 ED

Schlaganfall	• Prophylaxe: 1–3 mg/kg/d • Akuttherapie: 3–5 mg/kg/d
Spannungskopf-schmerz	10–15 mg/kg/ED
Migräne akut	10–15 mg/kg/ED
Migräne-Prophylaxe	2–3 mg/kg/d

Tipps & Tricks

KI Hämorrhagie, gastrointestinale Ulzera

NW
- häufig: erhöhte Blutungsneigung
- gelegentlich: Hepatotoxizität bei hohen Dosen,
- Salicylismus: gastrointestinale (Übelkeit, Erbrechen) und zentrale (Unruhe, Hörstörungen, Hyperventilation → Parästhesien) Symptome. Erst respiratorische Alkalose, dann metabolische Azidose. Kardiale und respiratorische Störungen, Koma, Asphyxie. Th.: symptomatisch, ggf. Aktivkohle, Urinalkalisierung.
- Magen-Darm-Ulzera, Asthmaanfall

WW nicht zusammen mit MTX geben, Kontraindikation!!

Cave! Auslösung eines Reye-Syndroms bei Kindern mit gesichertem Virusinfekt, insbesondere bei Varizellen, wird kontrovers diskutiert

Aciclovir

Acic, Aciclobeta, Aciclostad, Aciclovir, Zovirax

Darreichungsform

Injektionslösung	250/500 mg
Tabletten	200/400/800 mg
Suspension	200 mg in 5 ml

Augensalben und Cremes zur topischen Anwendung

Indikation

Virostatikum zur Therapie von Herpes-simplex-Infektionen und Varizellen

A

Dosierung

Oral (Herpes zoster, Herpes genitalis, Stomatitis, Prophylaxe bei immunsupprimierten Patienten)		1–12 J.	60–80 mg/kg in 3–5 ED max 4,0 g
		Jgdl.	2–4 g in 4–5 ED
		Prophylaxe	0,4–0,8 g in 2 ED
i. v.	**normales Immunsystem**	< 3 Mon.	5 mg/kg als ED alle 8 h bei Enzephalitis und Herpes neonatorum, DGPI empfiehlt bei reifen Neugeborenen mit Herpes neonatorum 3 × 15(–20) mg/kg/d über 21d
		> 3 Mon. u. < 12 J.	• 250 mg/m² KOF als ED alle 8 h • 500 mg/m² KOF als ED alle 8 h bei Enzephalitis
		> 12 J.	10 mg/kg als ED alle 8 h
	Immundefizienz	< 3 Mon. u. > 12 J.	10 mg/kg KG als ED alle 8 h bei Varizellen oder Zoster
		> 3 Mon. u. < 12 J.	500 mg/m² KOF als ED alle 8 h bei Varizellen oder Zoster
Richtdosis zur i.v.-Therapie (zur schnellen Orientierung in mg/kg)		Sgl.	15–30–(45) mg/kg/d in 3 ED i. v.
		1–12 J.	15–30(–45) mg/kg/d in 3 ED i. v. max. 2,5 g
		Jgdl.	1,5–2,5 g/d in 3 ED i. v.

Tipps & Tricks

KI in Schwangerschaft und Stillzeit nur bei strenger Indikationsstellung

NW gelegentlich: passagere Nierenfunktionsstörung, Dosisreduktion abhängig von Kreatinin-Clearance wegen Risiko einer tox. Enzephalopathie

Cave!
- Hautnekrosen bei Paravasat, daher langsame Kurzinfusion über 60 Min.
- Auf gute Hydratation achten!
- bei Kindern eher i. v. Gabe, da schlechte orale Resorption (10–20 %).

ACTH (Tetracosactid)

Synacthen, Synacthen Depot

Darreichungsform

Ampullen

Synacthen	0,25 mg = 25 IE ACTH in 1 ml
Synacthen Depot	1,0 mg = 100 IE ACTH in 1 ml

Indikation

West-Syndrom; BNS-Anfälle, die durch Vitamin B_6 oder Vigabatrin (Sabril®) nicht zu beherrschen sind; Lennox-Gastaut-Syndrom, epileptische Enzephalopathien

Dosierung (Schema nach H. Doose)

Initialtherapie	beginnend mit 15–30 IE/m² KOF tägl. morgens i. m. für 7 d (max. 60IE/d)
Bei Therapieansprechen (EEG und Symptomatik)	Fortführung der Therapie über weitere 21 d mit 15 IE/m² KOF tägl. Anschließend folgt die alternierende Therapie, d. h. 15 IE/m² KOF für 4 Wo. jeden 2. Tag, für 4 Wochen jeden 3. Tag, für 4 Wochen jeden 4. Tag usw. bis jeden 7. Tag morgens i. m., dann Absetzen der Therapie
Bei fehlendem therapeutischem Effekt nach 7-tägiger Initialtherapie (s. o.)	Dosisverdoppelung auf 30 IE/m² KOF und so Fortführung der Therapie für die folgenden 21 d (evtl. sogar 28 d bei unzureichender EEG-Sanierung). Die anschließende alternierende Therapie (s. o.) erfolgt mit der erhöhten Dosis von 30 IE/m² KOF

A

Bei Ausbleiben des therapeutischen Effektes in den ersten 4–5 Wo. trotz Dosisverdoppelung	Verzicht auf alternierende Therapie, stattdessen Dosishalbierung alle 3 d und Beendigung der Therapie nach 2 Wo. Ausschleichen	
Richtgrößen (i. m.)	Sgl.	• Initialdosis 0,25 mg/d • Erhaltungsdosis 0,25 mg/d alle 2–8 d
	KK	• Initialdosis 0,25–0,5 mg/d • Erhaltungsdosis: 0,25–0,5 mg alle 2–8 d
	Schulk.	• Initialdosis 0,25–1 mg/d • Erhaltungsdosis: 0,25–1 mg alle 2–8 d

Tipps & Tricks

KI Kardiomyopathie und Herzinsuffizienz, TBC, systemische Mykosen, Herpes corneae

NW
- häufig: Na-, H_2O-Retention, Hypertonie, Hypokaliämie, Cushing-Syndrom, Immunsuppression (Mortalitätsrisiko 3–5 %)
- selten: Kardiomyopathie (Echokardiografiekontrollen), diabetische Stoffwechsellage

Cave! Therapiebeginn immer stationär

Tipp kürzere ACTH-Schemata sind in Erprobung (KISS-Studie)

AWMF Therapie der Blitz-Nick-Salaam Epilepsie (West-Syndrom) (S3)

Adalimumab

Humira

Darreichungsform

Injektionslösung 40 mg in 0,8 ml

Indikation

TNF-α-Blockade: In Kombination mit Methotrexat zur Behandlung der polyartikulären juvenilen idiopathischen Arthritis (pJIA) ab dem Lebensalter von 4 Jahren, bei vorher nur unzureichendem Ansprechen auf eines oder mehrere krankheitsmodifizierende Antirheumatika (NRSA usw.). Bei Unverträglichkeit von Methotrexat auch als Monotherapie. Plaque-Psoriasis (> 4 J.), Morbus Crohn (6–17 J.)

Dosierung

Kdr. ≤ 11 J.	24 mg/m^2 KOF bis zu einer maximalen Einzeldosis von 40 mg s. c. alle 2 Wochen
Kdr. ≥ 12 J.	40 mg s. c. alle 2 Wochen

Tipps & Tricks

KI
- Kdr. < 4 J.
- aktive Tuberkulose, Infektionen, Sepsis, Herzinsuffizienz, Schwangerschaft

NW
- sehr häufig: lokale Rötung an der Einstichstelle
- häufig: Atemwegsinfekte
- selten: Leukopenie, Kopf-, Muskel-, Bauchschmerzen, Übelkeit, Transaminasenerhöhung
- Ein Auftreten von Malignomen unter der Therapie kann nicht ausgeschlossen werden.

Cave! Bei allen Biologika und damit auch TNF-Inhibitoren sind die Langzeitrisiken bei Kindern und Jugendlichen noch nicht abschließend bewertbar.

Tipp
- Applikation mit PEN möglich
- sehr teure Therapie (Kosten pro Jahr um 20.000 €)

AWMF aktualisierte, interdisziplinäre S2-Therapieleitlinie der Juvenilen Idiopathischen Arthritis (2. Auflage)

Adenosin

Adenosin Altamedius, Adenoscan, Adenosin Life Medical

Darreichungsform

Ampulle 30 mg in 10 ml, 5 mg in 1 ml, 6 mg in 2 ml

Indikation

Supraventrikuläre Reentrytachykardie

Dosierung

0,1 mg/kg als Bolus mit Nachspülung mit 0,9 % NaCl unter EKG-Kontrolle
bei Misserfolg auf 0,2 mg/kg steigern bis zur Maximaldosis von 12 mg

Tipps & Tricks

KI AV-Block II und III, Sick-Sinus-Syndrom, Long-QT-Syndrom, obstruktive Lungenerkrankung, Reentrytachykardien (breite Kammerkomplexe) bei Vorhofflimmern

NW
- häufig: Flush
- selten: Dyspnoe, Bronchospasmus, Hypotonie, Bradykardie

Cave! Theophyllin verringert Wirkung, Gabe bei Vorhofflimmern kann zu Kammerflimmern führen

Tipp wichtig: schnellstmögliche Injektion in herznahe Vene, anschließende Gabe von NaCl 0,9 %, um rasch eine hohe Konzentration am Wirkort zu erzielen

Amp. 10 mg/2 ml, d. h. 5 mg in 1 ml;
davon 1 ml + 9 ml NaCl 0,9 % → 0,5 mg/ml
initial: 0,1 mg/kg ≙ 0,2 ml/kg (1 : 10) i. v.

Ajmalin

Gilurytmal

Darreichungsform

Injektionslösung 50 mg in 10 ml

Indikation

Terminierung supraventrikulärer Tachykardien (insbes. bei Präexzitation, z. B. WPW-Syndrom) und schwerwiegender ventrikulärer Tachykardien, Demaskierung des Brugadasyndroms

Dosierung

1 mg/kg/ED langsam i.v., nicht schneller als 10 mg/Min. zur Stabilisierung des Behandlungserfolgs bei Bedarf Dauerinfusion mit 0,5–1 mg/kg/h

Tipps & Tricks

KI Bradykardien, Bedarfstachykardie, AV-Block II und III, Long-QT-Syndrom, hypertrophe Kardiomyopathie

NW selten: Leberschädigung, proarrhythmische Wirkung, Bradykardie, RR-Abfall

Cave!
- Verabreichung nur unter Monitorkontrolle und in Defibrillationsbereitschaft
- Therapieabbruch bei Bradykardie u./o. Zunahme der Herzrhythmusstörungen und QRS-Verbreiterung über 25 % des Ausgangswertes
- Demaskierung des Brugada-Syndroms

Albendazol

Eskazole

Darreichungsform

Filmtabletten 400 mg

Indikation

Behandlung der zystischen und alveolären Echinokokkose, präop. Unterstützung der chir. Therapie; Trichinose, Behandlungsversuch beim Zwergfadenwurm

Dosierung

Echinokokkose	< 60 kg	15 mg/kg/d in 2 ED, max. 800 mg/d
	> 60 kg	28 Tage 2 × 400 mg/d, dann 14 Tage Pause mind. 2, max. 3 Behandlungszyklen

A

Trichinose	< 60 kg	15 mg/kg/d über 6 Tage
	> 60 kg	2 × 400 mg/d über 6 Tage
	ggf. Wiederholung nach 14–21 Tagen bei noch positivem Stuhlbefund	
Stronglyodiasis	< 60 kg	15 mg/kg/d über 3 Tage
	> 60 kg	400 bis max. 800 mg/d über 3 Tage
	ggf. Wiederholung nach 14–21 Tagen bei noch positivem Stuhlbefund	

Tipps & Tricks

KI Kdr. < 6 J.

NW
- häufig: Transaminasenanstieg, GI-Störungen, Kopfschmerzen, Schwindel
- gelegentlich: BB-Veränderungen, Haarausfall

INTOX symptomatische und allgemeine Maßnahmen, ggf. auch Magenspülung innerhalb von 2–3 Stunden, BB-/Leberwertkontrollen!

Tipp
- Kontrolle der Leberwerte und BB vor jeder Behandlung, nach 5 und 10 Tagen und danach in 14-tägigem Abstand; bei Transaminasenanstieg über das Doppelte des oberen Grenzwertes Behandlungsabbruch, nach Normalisierung Therapiewiederholung erlaubt
- sichere Kontrazeption bis 1 Monat nach letzter Behandlung nicht nur mit Pille!
- mit fetthaltiger Kost wegen besserer Resorption einnehmen

Albumin

Albiomin, Alburex, Albutein, Humanalbin, Human Albumin, Plasbumin

Darreichungsform

Infusionsflaschen 50 g/l oder 200 g/l

Indikation

Volumengabe, Eiweißsubstitution

Dosierung

Schocktherapie (kolloidales Volumen)	10–30 ml/kg Albumin 5 % als Bolus oder Kurzinfusion, nicht mehr als 6 g/kg/d (wenn möglich)
Hypalbuminämie	5 ml/kg Albumin 20 % in 24 h

Tipps & Tricks

KI Herzinsuffizienz, Hypertonie, Lungenödem, Niereninsuffizienz

NW selten: allergische Reaktionen auf Fremdeiweiß

Cave!
- bei Beginn einer Kreislaufüberlastung (Kopfschmerzen, Dyspnoe, Halsvenenstauung) Infusion stoppen
- Nach Transfusionsgesetz besteht eine formale Aufklärungspflicht bei der Gabe von menschlichen Eiweiß- und Transfusionsprodukten.
- kein wesentlicher Vorteil gegenüber kristallinen Lösungen (Ringer/NaCl) bei höheren Kosten und Infektionsrisiko

Allopurinol

Allobeta, Allopurinol, Cellidrin, Jenapurinol, Zyloric

Darreichungsform

Tabletten und Dragees 100/300 mg

Indikation

Hyperurikämie (auch in der Onkologie bei Zellzerfall)

Dosierung

10 mg/kg/d in 3 ED zu den Mahlzeiten
Maximaldosis 300 mg/d

A

Tipps & Tricks

NW selten: Exanthem (dann Therapieabbruch erwägen!), Neuritis, Hepatotoxizität

Cave!
- ab 3. LJ zugelassen
- Dosisreduktion bei Niereninsuffizienz
- Nicht gleichzeitig mit Azathioprin, Amoxicillin oder Ampicillin geben!
- erhöht den Ciclosporinspiegel

Ambroxol

Ambrohexal, Ambroxol, Lindoxyl K supp., Mucosolvan, Pädiamuc, Wick Schleimlöser

Darreichungsform

Tabletten und Retardkapseln	30/60/75 mg
Saft	15 mg in 5 ml, 30 mg in 5 ml
Injektionslösung Amp.	15 mg in 2 ml
Suppositorien	15 mg/Supp.

Indikation

Mukolytikum, Förderung der Zilienmotilität, Surfactantstimulation bei Atemnotsyndrom

Dosierung

Oral Saft 15 mg/5 ml	NG	2 × 1 ml = 2 × 3 mg
	< 2 J.	2 × 2,5 ml = 2 × 7,5 mg
	2–5 J.	3 × 2,5 ml = 3 × 7,5 mg
	> 5 J.	2–3 × 5 ml = 2–3 × 15 mg
i.v. (1,2–1,6 mg/kg)	FG	3 × 0,05–0,1 ml
	NG	3 × 0,3 ml
	Sgl.	3 × 0,7 ml
	KK	3 × 1 ml
	Kdr. > 5 J.	2–3 × 2 ml

Tipps & Tricks

KI schwere Niereninsuffizienz
NW selten: allergische Reaktion mit Exanthem
Cave! Mischungen vermeiden, fällt in basischer Lösung aus

Amikacin

Amikacin

Darreichungsform

Injektionsflaschen 250 mg in 50/100 ml
500 mg in 100 ml

Indikation

Aminoglykosid als Reserveaminoglykosid bei gentamicinresistenten Stämmen von Klebsiellen, Enterobacter, Serratia, Ps. aeruginosa; in der Neonatologie zur initialen Sepsis-Therapie

Dosierung

FG u. NG < 7. LT	< 800 g	10 mg/kg/ED alle 36 h
	800–1.500 g	10 mg/kg/ED alle 24 h
	1.500–2.000 g	7,5 mg/kg/ED alle 18 h
	> 2.000 g	7,5 mg/kg/ED alle 12 h
FG u. NG > 7. LT	< 27. SSW	7,5 mg/kg/ED alle 36 h
	27.–30. SSW	7,5 mg/kg/ED alle 24 h
	30.–34. SSW	7,5 mg/kg/ED alle 18 h
	34.–38. SSW	7,5 mg/kg/ED alle 12 h
	> 38. SSW	7,5 mg/kg/ED alle 8 h
Kdr. u. Erw.	10–15 mg/kg/d in 2–3 ED; max. 1,5 g/d	

A

Tipps & Tricks

NW
- häufig: Übelkeit
- gelegentlich: RR-Abfall
- selten: Ototoxizität (Verstärkung durch gleichzeitige Furosemidgabe), Nephrotoxizität

Cave! Halbwertszeit: 9,5 h bei FG, 5,5 h bei Termingeborenen

SPS
- vor Gabe: 2–4 µg/ml
- 1 h nach Gabe: 15–20 µg/ml

Amiodaron

Amiodaron, Amiogamma, Cordarex, Cordarone

Darreichungsform

Tabletten	100/200 mg
Injektionslösung	150 mg in 3 ml

Indikation

Antiarrhythmikum bei tachykarden ventrikulären und supraventrikulären Herzrhythmusstörungen, WPW-Syndrom; pulslose ventrikuläre Tachykadie (VT) oder Kammerflimmern (VF)

Dosierung

Akutbehandlung von pulsloser VT oder VF (1) bzw. therapierefraktären ventrikulären Herzrhythmusstörungen (2)	• (1): 5 mg/kg i.v. Bolus • (2): 5 mg/kg i.v. langsam als KI über 20 Min. unter RR und EKG-Kontrolle • Anschließend (1) und (2): 10–20 mg/kd/d als DTI • Bei (1) ggf. einmal bis 10 mg/kg wiederholen • Max. Boluseinzelgabe 300 mg
Prophylaxe (Dauertherapie) von symptomatischen u./o. schwerwiegenden supraventrikulären oder ventrikulären Rhythmusstörungen bei Unwirksamkeit oder Kontraindikation anderer Antiarrhythmika	• initial: 10 mg/kg/d oral in 3 ED • dann nach 8d Dosisreduktion auf 2,5–5 mg/kg/d in 1 ED

Tipps & Tricks

KI Sinusbradykardie, Sick-Sinus-Syndrom, AV-Block II u. III, Schilddrüsenerkrankungen, Neugeborene, Vorsicht bei zusätzlichen Medikamenten mit cQT-Verlängerung

NW selten: Korneaablagerungen, Photosensibilität, Hyperthyreose, Hypothyreose, proarrhythmogene Wirkungen, Erwachsene: Lungenfibrose, Bradyarrhythmien

Cave!
- in Aufsättigungsphase tägl. Kontrollen der cQT-Zeit (Cave > 0,5 s)
- regelmäßige Kontrolle der Schilddrüsenwerte und Augenarztuntersuchungen
- Amiodaron Amp. 150 mg/3 ml = 50 mg/ml
- pur aufgezogen: 5 mg/kg = 0,1 ml/kg i.v. als Verdünnung aufgezogen: 1 ml (50 mg/ml) + 9 ml G5%: 1,0 ml/kg (= 5 mg/kg)

Amitriptylin

Amineurin, Amitriptylin, Saroten, Syneudon

Darreichungsform

Tabletten	10/25/50/60/75/100 mg
Hartkapseln	50 mg
Lösung zum Einnehmen:	40 mg in 1 ml (= 20 Tropf.)
Injektionslösung	50 mg in 2 ml

Indikation

Trizyklisches Antidepressivum; chronischer Kopfschmerz mit Schlafstörung, Alternative bei peripheren neurogenen Schmerzen, Migräne-Prophylaxe, Sialorrhö

Dosierung

Migräne-Prophylaxe und chron. Spannungskopfschmerz	• initial 0,1 mg/kg/d, max. 0,5–1 mg/kg/d einschleichend dosieren (max. 75–100 mg/d) • Wirkung nach 6–8 Wochen beurteilen, nach 6 Mon. Auslassversuch • EKG-Kontrollen

A

Sialorrhö	Höchstdosis: 3 mal 50 mg/d, einschleichend dosieren
Neurogene Schmerzen	• Startdosis 0,2 mg/kg/d p. o. abends, über 2–3 Wochen steigern • Zieldosis: max. 1 mg/kg/d oder geringste wirksame Dosis

Tipps & Tricks

KI
- nicht mit MAO-Hemmern geben
- Herzrhythmusstörungen (EKG vor Therapiebeginn)

NW
- gelegentlich: ZNS-Störungen, anticholinerge Symptomatik
- selten: Exantheme, BB-Veränderungen

Tipp
- Absetzen/Ausschleichen: 50 % der Dosis für 4 Wochen, 25 % der Dosis für weitere 2 Wochen, dann absetzen
- bei neuropathischen Schmerzen gut mit Carbamazepin kombinierbar

Amoxicillin

Amoxi, Amoxibeta, Amoxicillin ratiopharm/Stada, Amoxihexal, Amoxi-Wolff, Infectomox

Amoxicillin + Clavulansäure

Augmentan, Amoclav, Amoxicillin comp.

Darreichungsform

Amoxicillin

Tabletten/Brausetabletten	250/500/750/1.000 mg
Trinktabletten	750/1.000 mg
Trockensaft	250/500 /750 mg in 5 ml, 5 g in 100 ml, 200 mg in 4 ml
Trockensubstanz zur Injektion	1,0/2,0 g

A

Amoxicillin + Clavulansäure

Tabletten	500/875 mg Amoxicillinanteil
Trockensaft	25/50/80 mg Amoxicillinanteil in 1 ml
Tropfen	50 mg Amoxicillinanteil in 1 ml
Trockensubstanz zur Injektion	500/1.000/2.000 mg Amoxicillinanteil

Indikation

Antibiotikum v. a. zur Oraltherapie, Hydroxyderivat des Ampicillins; in Kombination mit Clavulansäure auch gegen β-Laktamase-bildende Keime wirksam, Helicobacter-pylori-Eradikation

Dosierung

Amoxicillin	NG < 1. LW	15–20 mg/kg/d p. o. in 3 ED
		50 mg/kg/d i. v. in 2 ED
	NG > 1. LW	15–20 mg/kg/d p. o. in 3 ED
		100 mg/kg/d i. v. in 3 ED
	Sgl. 3–12 Mon.	50–100 mg/kg/d p. o. in 2–3 ED Saft 250 mg/5 ml 2–3 × 2,5–5 ml
	Kdr. 1–12 J.	50–100 mg/kg/d p. o. in 3 ED Saft 500 mg/5 ml 3 × 2,5–5 ml
	Jgdl./Erw.	1,5–max. 6 g/d p. o. in 3 ED
Amoxicillin + Clavulansäure	Sgl. < 3. Mon.	88 mg/kg/d i. v. in 2 ED
	Sgl. 3–12 Mon.	37,5–max. 50 mg/kg/d p. o. in 3 ED
		60–100 mg/kg/d i. v. in 3 ED
	Kdr. 1–12 J.	75 mg/kg/d p. o. in 2–3 ED
		60–100 mg/kg/d i. v. in 3 ED
	Jgdl./Erw.	1,875–3,75 g/d p. o. in 3 ED
		3–8 g/d i. v. in 3–4 ED

A

Tipps & Tricks

KI s. Penicillin

NW s. Penicillin

Cave!
- Exanthem bei Mononukleose und lymphatischer Leukämie
- Hepatotoxizität bei Amoxicillin/Clavulansäure! Bei vorbestehender Hepatopathie sind Transaminasenkontrolle erforderlich.

Tipp
- orale Resorption von Amoxicillin 2- bis 3-mal besser als von Ampicillin
- Helicobacter-pylori-Eradikation (s. Omeprazol)

Amphotericin B

Ampho-Moronal, Amphotericin B, AmBisome, Fungizone

Darreichungsform

Salbe	30 mg in 1 g Salbe
Lutschtabletten	10 mg
Suspension	100 mg in 1 ml
Tabletten	100 mg
Trockensubstanz	50 mg
Infusionslösung	5 mg in 1 ml

Indikation

Lokale und systemische Mykosen, insbesondere Candida-Species und Aspergillus; Sekundärtherapie der viszeralen Leishmaniose

Dosierung

Oral	< 3 J.	4 × 100 mg p. o. = 4 × 1 ml Susp./d
	> 3 J.	4 × 200 mg p. o. = 4 × 2 ml Susp./d

i. v. bei systemischen Infektionen (Infusion über mind. 6 h)	Neonatologie	initial 0,1 mg/kg/d in 1 ED tägl. um 0,1 mg/kg steigern, bis 0,4 mg/kg/d in 1 ED
	> 3 Mon.	initial 0,25 mg/kg/d in 1 ED, dann alle 2 d um 0,25 mg/kg/d steigern, bis max. 1–3 mg/kg/d in 1 ED; Gesamtdosis: 30–35 mg/kg, verabreicht über 6 Wo.

Tipps & Tricks

NW
- häufig: Kopfschmerzen, Erbrechen, Fieber
- gelegentlich: Elektrolytstörungen
- selten: Sehstörungen, Lokalreaktionen, Hämato-, Nephro- und Hepatotoxizität

Cave!
- Infusionsflaschen mit Alufolie vor Licht schützen
- BB, Elektrolyte, Leber- und Nierenwerte engmaschig kontrollieren (alle 2–3 d)

Tipp
- liposomales Amphotericin B (Ambisome®) hat bei Frühgeborenen keine Vorteile und ist sehr teuer
- bei Kandida-Meningitis in Kombination mit Flucytosin (100–150 mg/kg/d) geben

Ampicillin

Ampicillin, Ampicillin ratiopharm, Unacid (Kombination mit Sulbactam), Unacid PD oral (Sultamicillin)

Darreichungsform

Filmtabletten	1.000 mg
Trockensaft	250 mg in 5 ml
Injektionslösung	0,5/1,0/2,0 g
Infusionslösung	5 g
Unacid: Injektionslösung	750/1.500/3.000 mg
Amp./Sulbactam Actavis	1.000/2.000 mg
Amp./Sulbactam Kabi	250–500–1.000 mg
Suspension	375 mg/5 ml
Filmtabletten	375 mg

Indikation

- Antibiotikum, in Kombination mit Sulbactam (Unacid) auch β-Laktamase-stabil
- Mittel der Wahl bei Haemophilus influenzae

Dosierung

Ampicillin	NG < 1. LW	25–50 mg/kg/d p. o. in 3–4 ED
		50 mg/kg/d i. m., i. v. in 2 ED
		bei Meningitis 150 mg/kg/d i. v. in 3 ED
Ampicillin	NG > 1. LW	25–50 mg/kg/d p. o. in 3–4 ED
		100–150–200 mg/kg/d i. m., i. v. in 3 ED
		bei Meningitis 300 mg/kg/d i. v. in 4 ED
	Sgl. 3–12 Mon.	100–300 mg/kg/d i. v. in 3 ED
	Kdr. 1–12 J.	50–100 mg/kg/d p. o. in 4 ED
		80–300 (-400) mg/kg/d i. v. in 3 ED
	Jgdl./Erw.	2–6 g/d p. o. in 3–4 ED
		3–6 g/d i. m., i. v. in 2–3 ED
Ampicillin + Sulbactam (Unacid)	FG, NG < 1. LW	75 mg/kg/d i. v. in 2 ED
	Sgl. > 1. LW	100–150 mg/kg/d i. v. in ED
	Kdr. > 1–12 J.	150 mg/kg/d i. v. in 3 ED
	Jgdl./Erw.	2,25–6,75 g/d i. v. in 3 ED
Ampicillin + Sulbactam (Unacid PD)	Sgl. 3–12 Mon.	50 mg/kg/d in 2 ED oral
	Kdr. 1–12 J.	50 mg/kg/d in 2 ED oral 1–3 J. (2 × 5–7,5 ml), 3–5 J. (2 × 7,5–10 ml), 5–7 J. (2 × 10–12,5 ml), 7–12 J. (2 × 12,5–15 ml)
	Jgdl./Erw.	0,75–1,5 g/d in 2 ED oral

Tipps & Tricks

KI s. Penicillin und Amoxicillin

NW s. Penicillin und Amoxicillin

Tipp Präparat zur oralen Gabe von Unacid heißt Unacid PD (Sultamicillin), s. o.

Antithrombin III (AT III)

Anbinex, Atenativ, ATIII, Kybernin

Darreichungsform

Trockensubstanz zur i. v.-Infusion 500/1.000 IE

Indikation

Antithrombin-III-Substitution bei Schock, DIC, Verbrauchskoagulopathie

Dosierung

Anhebung des AT-III-Spiegels, z. B. bei Verbrauch im Rahmen von Schock, Sepsis, DIC	Richtgröße: 1 IE AT III/kg erhöht Aktivität um 1 %
	Initialdosis (wenn Spiegel < 40 %): 20–50 (–100) IE/kg i. v. oder (Soll-Ist) × kg KG
Empfehlung bei Verbrauchskoagulopathie	20 IE/kg initial, dann 40–60 IE/kg/d als Dauerinfusion

Tipps & Tricks

NW
- gelegentlich: Hypervolämie, allergische Reaktion
- selten: Temperaturanstieg
- sehr selten: Infektionsrisiko

WW Wirkungsverstärkung durch Heparin, Blutungsgefahr erhöht!

Cave! **Nie** als schnellen Bolus spritzen, da Gefahr von Hirnblutungen!

Tipp
- 1 ml FFP = 1 IE AT III
- Dokumentationspflicht gemäß Transfusionsgesetz
- bei Früh- und Neugeborenen reifebezogene niedrigere Normwerte beachten

Apomorphin

APO-go Ampullen, Apomorphin neuraxpharm, Archimedis, Dacepton

Darreichungsform

Fertigspritzen 5/10 mg in 1 ml

Indikation

Induktion von Erbrechen bei Intoxikationen (nur noch in Ausnahmefällen!)

Dosierung

7–12 J.	0,3 ml s. c.
12–16 J.	0,5 ml s. c.
Erw.	1,0 ml s. c.

Tipps & Tricks

KI Kreislaufdepression, Schock, Bewusstlosigkeit, Kollaps
NW häufig: Knoten an der Injektionsstelle, Sedierung
Cave! Nicht bei Kdr. < 7 J. anwenden!
Tipp Erbrechen kann verzögert auftreten.

Atomoxetinhydrochlorid

Strattera

Darreichungsform

Hartkapseln 10/18/25/40/60/80/100 mg
Lösung 4 mg/ml

Indikation

- Behandlung der Aufmerksamkeitsdefizit/Hyperaktivitätsstörung (ADHS) bei Kindern ab 6 J. und Jugendlichen

- Reservemedikament bei mangelndem Ansprechen auf Methylphenidat

Dosierung

Kdr. und Jgdl. < 70 kg KG	• Behandlungsbeginn mit 0,5 mg/kg KG • Initialdosis für mind. 7 Tage beibehalten, bevor Dosierung entsprechend klinischer Wirksamkeit und Verträglichkeit erhöht wird • Dauerbehandlung bis 1,2–(max. 1,8) mg/kg KG
Kdr. und Jgdl. > 70 kg KG	• Behandlung mit Gesamttagesdosis von 40 mg beginnen • Initialdosis mind. 7 Tage beibehalten, bevor Dosis auftitriert wird • empfohlene Dauertagesdosis 80(-max. 120) mg/d
Einnahme unabhängig von den Mahlzeiten als morgendliche Einmalgabe; ggf. je nach Wirkung Aufteilung der Tagesmenge auf 2 Dosen	

Tipps & Tricks

KI Kombination mit MAO-Hemmern (Therapie muss mindestens 2 Wo. beendet sein), Engwinkelglaukom, Kinder < 6 J., Hypertonie, Tachykardie, kardio- und zerebrovaskuläre Erkrankungen, Puls/RR regelmäßig kontrollieren, orthostat. Hypotonie möglich, Long-QT-Syndrom, Anfallsleiden

NW
- gelegentlich: Appetitlosigkeit, abdominale Beschwerden, Obstipation, Erbrechen, grippeartige Symptome, Reizbarkeit, Stimmungsschwankungen
- selten: Sinustachykardie, Schlafstörungen, Transaminasenanstieg, ggf. Leberschäden, Feindseligkeit, vermehrte Aggressivität, emotionale Labilität, erhöhte Suizidalität

WW
- Verstärkung von β_2-Agonisten auf Herz-Kreislauf-System
- bei Überdosierung Somnolenz, Agitiertheit, Hyperaktivität, GI-Symptome, Mydriasis, Tachykardie, Xerostomie

Cave! Längenwachstum bei Kindern überwachen!

Tipp
- bei Leberinsuffizienz Dosisreduktion erforderlich
- keine Verordnung auf BtM-Rezept erforderlich
- Behandlungskosten deutlich höher als bei Methylphenidat

Atovaquon/Proguanil

Malarone Junior/Malarone

Darreichungsform

Filmtabletten	62,5 mg Atovaquon/25 mg Proguanil (Malarone junior) 250 mg Atovaquon/100 mg Proguanil

Indikation

Prophylaxe und Therapie der Malaria tropica

Dosierung

Die Einnahme der Tabletten sollte mit einer Mahlzeit oder einem Milchgetränk jeden Tag etwa zur gleichen Zeit erfolgen.

Prophylaxe (2 Tage vor Einreise bis 7 Tage nach Abreise!)	11–20 kg	1 Tabl. Malarone junior/d
	21–30 kg	2 Tabl. Malarone junior/d
	31–40 kg	3 Tabl. Malarone junior/d
	> 40 kg	1 Tabl. Malarone/d
Therapie (jeweils als ED an 3 aufeinander folgenden Tagen)	5–8 kg	2 Tabl. Malarone junior/d
	9–10 kg	3 Tabl. Malarone junior
	11–20 kg	1 Tabl. Malarone
	21–30 kg	2 Tabl. Malarone
	31–40 kg	3 Tabl. Malarone
	> 40 kg	4 Tabl. Malarone

Tipps & Tricks

NW
- sehr häufig: Kopfschmerzen, Übelkeit, Erbrechen, Diarrhö
- häufig: Anämie, Neutropenie, Exanthem, Transaminasenanstieg, allerg. Reaktionen, Stimmungsveränderungen
- gelegentlich: allergische Reaktionen bis zur Anaphylaxie

WW
- Rifampicin, Rifabutin und MCP senken die Plasmakonzentration, nicht zusammen anwenden
- erhöhtes Blutungsrisiko bei gleichzeitiger Marcumartherapie

Cave! Bei Erbrechen innerhalb einer Stunde nach Einnahme gleiche Dosis nachgeben, bei Diarrhö normale Dosierung weiterführen.

Atropin

Atropin, AtropinSulfat, Atropinum sulfuricum, Dysurgal

Darreichungsform

Injektionslösung	0,25/0,5/1,0/100 mg
Augentropfen	0,5 %, 1,0 % 5 mg/10 mg in 1 ml
Tabletten	0,5 mg

Indikation

- Anticholinergikum: vor endoskopischen Eingriffen zur Prävention vagaler Reflexe, Therapie bradykarder Herzrhythmusstörungen, Dysurie, Inkontinenz, Mydriatikum z. B. bei Iritis/Uveitis, Spasmolytikum
- Antidot bei Intoxikationen mit cholinergen Substanzen (Organophosphatverbindungen)
- Sialorrhö

Dosierung

i. v., s. c. und i. m.	• 0,02 mg/kg ED (Wdh. in 2- bis 3-minütigen Abständen) • Mindestdosis: 0,1 mg, Maximaldosis: 1–2 mg • Bsp.: 1 Amp. = 1 ml = 0,5 mg	
	3–5 kg KG	0,15 ml
	6–10 kg KG	0,25 ml
	11–15 kg KG	0,35 ml
	> 15 kg KG	0,5 ml
Sinusbradykardie	0,01–0,03 mg/kg i. v. oder s. c. alle 4–6 h (max. 0,4 mg/Dosis)	
Prophylaxe Laryngospasmus	0,5 mg	
Intoxikation Organophosphate	0,05–0,1 mg/kg i. v., dann 0,02–0,05 mg/kg/ED alle 15–60 min bis Atropineffekt (12–24h fortsetzen)	
Sialorrhö	0,5 mg bis 3 mg/d in 3 ED	
Spasmolyse	2–5 J	bis zu 3 × tgl. ½ Tabl.
	6–14 J.	bis zu 3 × tgl. 1 Tabl.
	≥ 15 J.	bis zu 3 × tgl. 1–2 Tabl.

Tipps & Tricks

NW
- häufig: Tachykardie, Mydriasis (**Cave:** Glaukom!)
- gelegentlich: Xerostomie, Miktionsbeschwerden

Tipp
- Antidot ist Physostigmin (0,012–0,04 mg/kg/ED i. v. alle 5–15 Min., s. Physostigmin)
- Atropin ist kein first-line Medikament in der kardio-pulmonalen Reanimation

Ampulle 0,5 mg/1 ml: 0,01 mg/kg KG = 0,02 ml/kg KG i. v.

Azathioprin

Azafalk, Azaimmun, AZAMEDAC, Azathioprin, Imurek, Zytrim

Darreichungsform

Tabletten	25/50 mg/75 mg/100 mg
Trockensubstanz	50 mg

Indikation

Immunsuppressivum/Zytostatikum

Dosierung

Organtransplantationen	• initial 3–5 mg/kg/d p. o. oder i. v. in 2–3 ED • Erhaltung: 1–4 mg/kg/d p. o. oder i. v.
Autoimmunerkrankungen	• 1–3 mg/kg/d oral in 2–3 ED • bei Niereninsuffizienz: 1 mg/kg/d
Autoimmunhepatitis	1–1,5 mg/kg/d, Erhaltung bis zu 2 mg/kg/d

Tipps & Tricks

NW hämatologische (Thrombozytopenie), hepatische, gastrointestinale, allergische Unverträglichkeitsreaktionen

Cave!
- Dosisreduktion bei gleichzeitiger Allopurinolgabe, BB-Kontrolle
- Kontrazeption während und bis 6 Mon. nach Behandlung

Azithromycin

Azithromycin, Ultreon, Zithromax

Darreichungsform

Tabletten	250/500 mg
Trockensaft	200 mg in 5 ml
Infusionslösung	500 mg
Augentropfen	15 mg in 1 g

A

Indikation

Orales und okuläres Makrolidantibiotikum mit Depotwirkung, v. a. wirksam gegen Haemophilus influenzae und gegen intrazelluläre Erreger

Dosierung

Sgl. 3–12 Mon.	10 mg/kg/d p. o. in 1 ED, Therapiedauer 3 (–5) d 1,25–2,5 ml/d
Kdr. 1–12 J.	10 mg/kg/d p. o. in 1 ED, Therapiedauer 3 (–5) d 2,5–7,5 ml/d
Jgdl./Erw.	• 1. Tag 0,5 g/d, dann 0,25 g/d p. o. in 1 ED, Therapiedauer: 3 (–5) d • bei urogenitalen Chlamydien oder Gonokokken: 1 × 1 g als Single-shot-Therapie

Tipps & Tricks

KI s. Erythromycin, v. a. cave QT-Verlängerung

NW s. Erythromycin, v. a. cave QT-Verlängerung

Tipp
- Einnahme nicht zu den Mahlzeiten (1 h vorher oder 2 h nachher)
- gute Wirksamkeit v. a. gegen Haemophilus influenzae und gegen intrazelluläre Erreger (Chlamydien, Legionellen)
- nicht zur Therapie einer Pneumokokken-Pneumonie geeignet

Cave! Förderung der Resistenzlage in der Rachenflora durch langanhaltende subinhibitorische Konzentrationen möglich.

B

Baclofen

Baclofen, Lioresal

Darreichungsform

Tabletten	5/10/25 mg
Injektionslösung	0,05 mg in 1 ml
Infusionslösung (intrathekal)	0,5/2 mg in 1 ml

Indikation

Spezifischer Agonist für GABA-B-Rezeptor: generalisierte Spastik (z. B. bei Zerebralparese), heredodegenerative und sekundäre Dystonien, therapierefraktärer Status dystonicus

Dosierung

Spasmolyse als Schmerztherapie	10–40 mg/d in 3 ED	
Generalisierte Spastik/ Dystonie bei Zerebralparese **Status dystonicus (intrathekal)**	p. o.	• Start mit 0,5 mg/kg/d in 3 ED • wöchentliche Steigerung um 0,5 mg/kg/d • Dauermed: 2–5 mg/kg/d in 3–4 ED
	Richtdosis	12–24 Mon.: 10–20 mg/d in 3–4 ED
		2–10 J.: 30–60 mg/d in 3–4 ED
		> 10 J.: 2,5 mg/kg/d in 3–4 E
	intrathekal (Pumpe)	150–2.000 µg/d über imp tes Kathetersystem
Heredodegenerative o. sekundäre Dystonien	• 0,75 mg/kg/d in 3 ED p. o. • Steigerung bis 2(–5) mg/kg/d in	

Tipps & Tricks

KI peptische Ulzera, Myasthenia gravis

NW
- häufig: gastrointest. Beschwerden, Lethargie, Sedierung und bulbäre Symptome
- gelegentlich: Anfallsinduktion

Cave!
- abruptes Absetzen vermeiden
- **Cave:** Entzug/Überdosierung

Beclometason

Beclohexal, Beclomet, Beclometason, Bronchocort, Junik, Rhinivict, Sanasthmax-Dosieraerosol, Ventolair

Darreichungsform

Dosieraerosol und Trockenpulver	1 Hub entspricht 0,05/0,1/0,2/0,25/0,4 mg
Nasenspray	1 Hub 0,05/0,1 mg
Verneblerlösung	0,4 mg in 1 ml

Indikation

Inhalatives Kortikoid, z. B. bei spastischer Bronchitis und Asthma bronchiale
Topisches nasales Corticoid zur antiallergischen Behandlung

Dosierung

2 × 2 Hübe, bis max. 2 × 4 Hübe; Applikation mit verschiedenen Spacersystemen im Kindesalter möglich (z. B. Vortex, Aerochamber etc.)
Nasal: 1 Hub/Nasenloch bis zu zweimal täglich

Tipps & Tricks

gelegentlich: Heiserkeit, Soor der Atemwege (bei Verwendung eines Spacers weniger häufig, da bessere Deposition des Wirkstoffes in den Atemwegen möglich)

Cave! nicht zur Therapie eines akuten Anfalls geeignet
Inhalation vor dem Essen, da so am besten ösophagealer Soor vermieden wird, Mundspülung anschließend eher ungeeignet
Dosieraerosol mit 0,05 mg für Kinder < 4 Jahre zugelassen

AWMF Nationale Versorgungsleitlinie (NVL) Asthma bronchiale, Langfassung, 2. Auflage

Betamethason

BEMON, Betagalen, Betnesol, Celestamine, Celestan, Diprosone, Soderm

Darreichungsform

Cremes, Lotionen, Salben, Lsg. zur rektalen Instillation	
Lösung zum Einnehmen	1 ml = 0,5 mg
Tabletten	1 Tabl. = 0,5 mg
Injektionssuspension, Injektionslösung	1 ml = 4 mg

Indikation

Steroidtherapie bei allerg. Erkrankungen, Anaphylaxie, Insektengiftallergie, Neurodermitis, Psoriasis, rheumatischen Erkrankungen, Akuttherapie des Pseudokrupp Grad 2–4, Cremetherapie zur konservativen Behandlung der Phimose

Dosierung

Orale Lösung	Kdr.	• initial 0,1 mg/kg/d = 0,2 ml/kg/d (pro 10 kg 2 ml/d) • Erhaltungsdosis unter stufenweiser Dosisreduktion 0,015 mg/kg/d = 0,03 ml kg/d (pro 10 kg 0,3 ml • möglichst keine Lan behandlung • Anaphylaxie: 15 oraler Bolus
	Erw.	• 1,4–4 mg/d • Erhaltun

Injektionslösung	Kdr.	• 0,12–0,24 mg/kg KG, danach Dosisreduktion • i. v. oder auch i. m. injizierbar
	Erw.	• Erw: 4–32 mg • bei lebensbedrohlichen Zuständen bis max. 80 mg als Einzeldosis i. v. oder i. m.

Tipps & Tricks

NW Steroidnebenwirkungen

KI Immunisierungen, akute Infekte, TBC, pyogene Infekte, M/D-Ulzera, Niereninsuffizienz, Myasthenia gravis, Hypertonie, Herpeserkrankungen, Komb. mit Saluretika, Herzglykosiden oder Amphotericin B (Kontrolle der Serumelektrolyte!), Vorsicht bei Kindern, Wachstum/körperliche Entwicklung überwachen, Masern-/Varizelleninkubation

WW Komb. mit Amphotericin B führt zur Hypokaliämie, erhöhte Ciclosporinblutspiegel, Gefahr von Krampfanfällen

Tipp Betagalen-Creme zur konservativen Phimosebehandlung: 2–3 Wochen 2 × tgl. auf die Penisspitze, auch als Alternative zu Östrogen bei Labiensynechie

Biperiden

Akineton, Biperidenneuraxpharm

Darreichungsform

Tabletten	2/4 mg
Ampullen	1 ml = 5 mg

Indikation

…wendung in der Pädiatrie vor allem zur Antagonisierung medika…töser extrapyramidaler Dyskinesien (z. B. von Metoclopramid; …othiazinen), akute dystone Reaktion

Dosierung

0,05–0,1 mg/kg (max. 5 mg in 6 h) langsam i. v. oder i. m., wirkt sofort, Dosis titrieren	
Sgl. ≤ 1 J.	1 mg
Kdr. ≤ 6 J.	2 mg
Kdr. ≤ 10 J.	3 mg
Kdr. > 10 J.	4–5 mg
Bei Bedarf Dosis nach 30 Min. wiederholen	

Tipps & Tricks

KI Ileus, Megakolon, Miktionsstörungen, Myasthenia gravis

NW gelegentlich: anticholinerg wirkend, ZNS-Störungen

Cave!
- Überdosierung ähnlich Atropinintoxikation mit Erregung, Halluzinationen und Bewusstseinstrübung
- Verstärkung der anticholinergen Wirkung von Antihistaminika und Spasmolytika

Bisacodyl

Bekunis, Drix, Dulcolax, Laxans-ratiopharm, Mediolax, Pyrilax, Tirgon

Darreichungsform

Dragees/Tabl. 5 mg/10 mg
Suppositorien 10 mg

Indikation

Abführmittel

Dosierung

- 5 mg als Dragee abends (Wirkung nach 9–12 h)
- 10 mg als Suppositorium (Wirkung nach 15–30 Min.) max. 0,3 mg/kg KG

Tipps & Tricks

B

KI
- KI bei Kindern < 2 J.
- Nicht bei Ileus geben!
- Nicht über längere Zeit anwenden, da Elektrolytverschiebungen drohen und paradoxe Darmträgheit auftreten kann.

WW Verstärkung der Wirkung von Herzglykosiden bei Kaliumverlusten, z. B. durch Abusus bei Anorexie, Bulimie

Tipp
- vor intravenösem Pyelogramm 1 Supp. 2 h vorher geben
- Wirkung bei oraler Gabe nach 9–12 h, bei rektaler Gabe nach 30 Min.

Bromhexin

Bisolvon, Bromhexin

Darreichungsform

Tabletten	8/12 mg
Tropfen	8 mg/12 mg in 1 ml
Saft	8 mg in 5/10 ml

Indikation

Sekretolytikum/Expektorans

Dosierung

Kdr. ≤ 6 J.	3 × 4 mg/d z. B. 3 × 12 Tropf. oder 3 × 5 ml Saft
Kdr. 6–14 J.	3 × 8 mg/d z. B. 3 × 20 Tropf. oder 3 × 10 ml Saft
Kdr. > 14 J.	3 × 8–16 mg z. B. 3 × 20–30 Tropf. oder 3 × 10–20 ml Saft oder 3 × 1–2 Tbl. (8 mg)

Tipps & Tricks

KI schwere Niereninsuffizienz

NW
- gelegentlich: Allergie
- selten: Quincke-Ödem

Tipp Kann Übertritt von Antibiotika in das Lungengewebe verbessern!

Bromide

Dibro-Be

Darreichungsform

Tabletten 850 mg

Indikation

Primär und sekundär generalisierte tonisch-klonische Anfälle (z. B. Dravet-Syndrom)

Dosierung

Kdr. 0,5–3 J.	50–(70) mg/kg in 2–3 ED/d
Kdr. 4–15 J.	40–(60) mg/kg in 2–3 ED/d
Erw.	30–(50) mg/kg in 2–3 ED/d

Tipps & Tricks

KI Bromidunverträglichkeit, Niereninsuffizienz

NW
- häufig: Bromakne, Müdigkeit, Konzentrationsstörung
- gelegentlich: Verschleimung, Verschlechterung Asthma, gastrointest. Störungen

Tipp
- Tabletten sind teilbar, mit reichlich Flüssigkeit n. d. Mahlzeit einnehmen
- bei Infekt Dosisreduktion auf die Hälfte
- max. Gesamttagesdosis 4.000 mg

Budesonid

B

Budapp nasal, Budecort, Budenofalk, Budenobronch, Budes, Budesonid Stada, Buparid, CT, Cyclocaps Budesonid, ratiopharm, Entocort, Novopulmon, Miflonide, Pulmicort

Darreichungsform

Suspension + Treibmittel	0,2 mg/Sprühstoß
Dosieraerosol	0,2 mg/Sprühstoß
Suspension zur Inhalation	0,25/0,5/1,0 mg in 2 ml
Pulver zur Inhalation	0,1/0,2/0,4 mg
Hartkapseln zur Inhalation	100/200/400/800 mg
Kapseln	3 mg
Klysmen/Rektalschaum	2/3 mg
Nasenspray	50 µg, 64 µg
Granulat	9 mg/Beutel

Indikation

Inhalatives Kortikoid, z. B. bei spastischer Bronchitis/Asthma bronchiale, topische Therapie von chronisch entzündlichen Darmerkrankungen, topische nasale Therapie bei Pollinose, HSM-Allergie und Polyposis nasi

Dosierung

Aerosol	2 × 1 Hub, bis max. 2 × 2 Hübe steigern	
Suspension (2 ml = 0,5 mg) zur Inhalation	< 12 J.	• Anfangsdosis: 2 × tägl. 2–4 ml (0,5–1 mg) • Erhaltung: 2 × tägl. 1–2 ml (0,25–0,5 mg) • max. Tagesdosis: 2 mg
Suspension (2 ml =1 mg) zur Inhalation	> 12 J.	• Anfangsdosis: 2 × tägl. 2–4 ml (1–2 mg) • Erhaltung: 2 × tägl. 1–2 ml (0,5–1 mg) • max. Tagesdosis: 4 mg
Kapseln	> 12 J.	bis maximal 3 × 1 Kps. vor den Mahlzeiten
Nasal	2 × 1–max. 2 Sprühstöße/Nasenloch, auf niedrigste Dosis heruntertitrieren	
Rektal	1 Sprühstoß täglich/1 Klysma täglich	

Tipps & Tricks

NW
- häufig: Mundsoor
- selten: bei sehr hohen Dosierungen Cushing, BZ-Schwankungen, Glaukom, Wachstumsstörungen

Tipp Suspension kann unverdünnt oder mit NaCl 0,9 % sowie anderen gängigen Inhalationslösungen vermischt inhaliert werden (Pariboy!)

Cave! Mundsoor, daher vor dem Essen vernebeln

AWMF Nationale Versorgungsleitlinie (NVL) Asthma bronchiale, Langfassung, 2. Auflage

Butylscopolaminiumbromid

BS Inj. Carino, Buscopan, BS-ratiopharm, Butylscopolamin Rotexmedia, Spasman scop

Darreichungsform

Dragees	10 mg
Suppositorien	10 mg
Ampullen	20 mg in 1 ml
Injektionsflaschen	200 mg in 10 ml

Indikation

Spasmolytikum

Dosierung

Oral	Kdr. > 6 J.	bis zu 3 × tägl. 1–2 Tbl./Dragees
Rektal	Kdr. > 6 J.	bis zu 3 × 1 tägl. Supp. a 10 mg
	Erw./Jgdl. > 50 kg	bis zu 5 × tägl. 1 Supp.
i. v. oder i. m.	Kdr. u. Jgdl.	0,3–0,6 mg/kg nach Bedarf alle 6 h, Tagesdosis bis 1,5 mg/kg KG
	Jgdl./Erw. > 50 kg	1–2 Amp. als ED, max. 5 Amp./d

Tipps & Tricks

KI Glaukom, Miktionsstörungen, Ileus/Stenosen, Tachykardie, Megakolon

NW
- häufig: Mundtrockenheit, Anticholinerg wirksam,
- selten: Flush

Tipp Intoxikation: wie bei Atropin

C

Calcitriol (1α-, 25-Dihydroxycholecalciferol)

Calcitriol, Decostriol, Osteotriol, Rocaltrol, Silkis Salbe

Darreichungsform

Kapseln	0,25/0,5 µg
Injektionslösung	1/2 µg pro ml
Salbe	30 g/100 g (0,003 mg in 1 g)

Indikation

- Hochdosierte Vitamin-D-Substitution bei Mangelzuständen und Hypokalzämien verschiedener Genese, z. B. Niereninsuffizienz, Rachitis
- Salbe zur Psoriasisbehandlung

Dosierung

Bei Niereninsuffizienz	0,25–0,5 µg/d in 1 ED, Dosis schrittweise alle 2–4 Wo. anpassen, keine Dosiskorrektur aufgrund des Körpergewichts
Bei Hypoparathyreoidismus	0,025–0,05 µg/kg/d in 1 ED zusammen mit 0,5–1,5 g Kalziumcarbonat

Tipps & Tricks

KI Nephrolithiasis, Sarkoidose (wg. Hyperkalzämie), Hyperkalzämie

NW
- häufig: Übelkeit, Appetitlosigkeit
- selten: Weichteilverkalkungen, insbesondere Nephrokalzinose

Cave!
- regelmäßige Bestimmung von Ca und Phosphat i. Serum, insbesondere nach Therapiebeginn
- nicht mit Magnesium oder Colecalciferol gemeinsam verabreichen, da das Risiko einer Nephrokalzinose ansteigt
- Hyperkalziurie; Hyperkalzämie, die nach Absetzen bis zu 1 Wo. andauert, nicht als „Neuerkrankung" missdeuten!

Tipp relative Stärke zu Colecalciferol:
- Rachitisprophylaxe 20 : 1
- Hypoparathyreoidismus 1.500 : 1

AWMF AWMF-Leitlinien (S1): Hypoparathyreoidismus und Vitamin-D-Mangelrachitis

Captopril

ACE-Hemmer-ratiopharm, Captobeta, Capto-CT, Captogamma, Capto-Lich, Captopril, cor tensobon

Darreichungsform

Tabletten 6,25/12,5/25/50/100 mg

Indikation

Bluthochdruck, Hemmung des Angiotensin-converting-Enzyms, frühzeitiger Einsatz bei Herzinsuffizienz

Dosierung

≤ 20 kg KG	1–2 mg/kg/d in 2–3 ED bzw. 0,5–2 mg/kg/ED
> 20 kg KG	25–50 mg/m² KOF/d in 2–3 ED bzw. 10–15 mg/m² KOF/ED
Richtdosis	0,5–4–(max. 6) mg/kg/d in 2–3 ED einschleichend dosieren, mit 0,2–0,3 mg/kg beginnen

Tipps & Tricks

KI	Linksherzobstruktion, Nierenarterienstenose (relative KI), primärer Hyperaldosteronismus, Autoimmunerkrankung
NW	• häufig: Reizhusten (mindestens 10 % aller Anwender) • selten: Exantheme, Angioödem, Leukopenie • sehr selten: ZNS-Symptome (v. a. Apnoen und Krämpfe bei NG)
WW	Anaphylaxie, insbesondere bei Desensibilisierungbehandlung bei Allergien gegen tierische Gifte (Bienengift, Wespengift) beschrieben
Cave!	• einschleichende Dosierung mit 0,2–0,3 mg/kg beginnen • bei bilateraler Nierenarterienstenose u. Gabe von ACE-Hemmern: Nierenversagen möglich! • bei Niereninsuffizienz Dosisreduktion auf die Hälfte der Maximaldosis • cave Schwangerschaft: fetotoxische Nebenwirkung
Tipp	engmaschige Kontrolle der Elektrolyte (Hyperkaliämie) und der Nierenretentionswerte

Carbamazepin

Carbabeta, Carba-CT, Carbaflux, Carbagamma, Carbamazepin, Finlepsin, Tegretal, Timonil

Darreichungsform

Tabletten/Retardtabletten	150/200/300/400/600 mg
Suspension	100 mg in 5 ml

Indikation

- Antiepileptikum bei fokalen Epilepsien, Startle-Epilepsie, Alternativtherapie der Rolando-Epilepsie
- neurogene Schmerzbehandlung, paroxysmale kinesiogene Dystonie, myotone Dystrophie

Dosierung

Epilepsien	• (5–)10–20(–30) mg/kg/d in 3 ED p. o. • Steigerung bis 15–25 mg/kg/d über 2 Wochen

Vestibularisparoxysmie	2–6 mg/kg/d	
	1–5 J.	100–200 mg/d
	6–10 J.	100–400 mg/d
	11–15 J.	100–600 mg/d
	> 15 J.	200–800 mg/d
Paroxysmale kinesiogene Dystonie	Start mit 10 mg/kg	
Myotone Dystrophie	4–15 mg/kg/d in 2–3 ED	
Neurogener Schmerz	• Start: 2 mg/kg alle 12 h p. o. • Zieldosis: max. 20 mg/kg/d in 2–3 ED	
Individuell einschleichender oraler Dosisaufbau (Dauer 10–14 Tage bis zum Erreichen der Enddosis) wegen gastrointestinaler Symptome (Übelkeit, Erbrechen, Appetitlosigkeit)		

Tipps & Tricks

KI höhergradiger AV-Block, akute intermittierende Porphyrie, MAO-Hemmer-Therapie (14 Tage vorher absetzen), Kombination mit Voriconazol, Kombination mit Lithium

NW
- häufig: Müdigkeit, Übelkeit
- gelegentlich: Ataxie, Doppelbilder, allergische Hautreaktionen, gastrointestinale Störungen, Leukopenie, Thrombopenie
- selten: bradykarde Herzrhythmusstörungen, Transaminasenanstieg, Wasserretention, Hyponatriämie

WW toxische Spiegelerhöhung durch Makrolide!

Cave!
- Sirup enthält Sorbitol (Fructoseintoleranz!)
- regelmäßige Kontrolle von BB und Transaminasen
- Absetzen der Medikation bei Exanthem oder Laborveränderungen

Tipp
- 3 oder mehr ED/d wegen kurzer HWZ, außer bei Gabe von Retardpräparaten
- keine Retardpräparate bei Kindern unter 6 Jahren
- bei neurogenem Schmerz Kombination mit Amitriptylin möglich

SPS 3–12 µg/ml

Carbo medicinalis

Kohle-Comprette, Kohle-Hevert, Kohle-Pulvis

C

Darreichungsform

Pulver	10 g/50 g Schraubdose
Tabletten	250 mg

Indikation

Bindung von Toxinen und Giften zur Detoxikation

Dosierung

Bei Vergiftung	3–4 Tabl./kg = 1–2 g/kg (bis zu 50 Tabletten) nur bei vorhandenen Darmgeräuschen!

Tipps & Tricks

Cave!

- keine Wirkung bei Intoxikationen mit Lithium, Thallium, Eisensalzen, Blausäure, DDT, Borsäure, Tolbutamid, Methanol, Ethanol, Ethylenglykol, Säuren und Laugen (kann dann Endoskopie erschweren)
- Verminderung der Wirkung von Medikamenten und Nahrungsmitteln!

L-Carnitin, Levocarnitin

Biocarn Lösung, L-Carn, Nefrocarnit

Darreichungsform

Sirup	1 g in 3,3 ml
Trinklösung	1 g in 10 ml
Injektionslösung	1 g in 5 ml

Indikation

Primärer oder sekundärer Carnitinmangel, z. B. Isovalerianazidämie

Dosierung

Oral	25–100 mg/kg/d in 4–6 ED	
	bis 4 J.	max. 2 g
	5–10 J.	max. 3 g
	> 10 J.	max. 4,5 g
i. v.	50–150 mg/kg/d in 4–6 ED langsam i. v.	

Tipps & Tricks

NW
- selten: Diarrhö bei > 100 mg/kg
- sehr selten: Krampfanfälle, auffälliger Stuhlgeruch (putrid/fischig)

Cave! bei Diabetikern BZ-Messung wegen Hypoglykämiegefahr

Caspofungin

Cancidas

Darreichungsform

Infusionsflasche 50/70 mg

Indikation

- invasive Kandidiasis auch bei Neonaten
- invasive Aspergillose, die auf Therapien mit Amphotericin B, Lipidformulierungen von Amphotericin B und/oder Itraconazol nicht ansprechen oder diese nicht vertragen
- empirische Therapie bei Verdacht auf Infektionen durch Pilze wie Kandida (fungizid) oder Aspergillus (fungistatisch) bei pädiatrischen Patienten mit Fieber und Neutropenie

Dosierung

NG/Sgl. < 3 Mon.	25 mg/m^2 KOF/d (ca. 2 mg/kg/d) über eine Stunde
Sgl. 3–11 Mon.	50 mg/m^2 KOF/d

Kdr. 12 Mon.–17 Jahre	• initial 70 mg/m^2 KOF, max. 70 mg/d • Erhaltungsdosis: 50–(max. 70) mg/m^2 KOF/d, max. 70 mg/d
Leberinsuffizienz	• leicht (Child-Pugh-Score 5–6): keine Dosisanpassung • mäßig (Child-Pugh-Score 7–9): initial 70 mg als Einmalgabe, Erhaltungsdosis: 35 mg 1 × tägl.

Tipps & Tricks

NW
- sehr häufig: Fieber
- häufig: Eosinophilie, Kopfschmerzen, Tachykardie, Hypotension
- gelegentlich: Flush, Transaminasenerhöhung, Ausschlag, Elektrolytverschiebung

WW
- bei gleichzeitiger Anwendung von Ciclosporin Transaminasenüberwachung
- bei Tacrolismus Spiegelbestimmungen und Dosisanpassungen
- kompatibel sind Azithromycin, Dobutamin, Dopamin, Insulin, Meropenem, Morphin, Vancomycin und Linezolin

Cave!
- bei Kindern < 12 Mon. vorsichtige Anwendung aufgrund begrenzter Daten!
- keine kontrollierten Studien zur Therapie der Endokarditis, Osteomyelitis und Meningitis

Tipp
- langsam i. v. über eine Stunde infundieren
- cave Instabilität bei Mischung mit anderen Substanzen

Cefaclor

CEC, Cefaclor, Infectocef, Panoral

Darreichungsform

Kapseln	500 mg
Brausetabletten	500 mg
Trockensaft/Granulat	125/250 mg/500 mg in 5 ml

Indikation

Orales Cephalosporinantibiotikum der 1. Generation; Reinfektionsprophylaxe von HWI im Säuglingsalter

Dosierung

NG	30(–50) mg/kg/d p. o. in 3 ED
Sgl. 3–12 Mon.	30(–50) mg/kg/d p. o. in 3 ED 2–3 × 5 ml Cefaclor 125 mg
Kdr. 1–12 J.	30–50 mg/kg/d p. o. in 3 ED 2–3 × 5 ml Cefaclor 250 mg
Jgdl./Erw.	1,5–4,0 g/d p. o. in 3 ED

Tipps & Tricks

KI Überempfindlichkeit gegen Cephalosporine, Kreuzallergie mit Penicillinen u. a. beachten

NW
- häufig: Übelkeit, Erbrechen, Bauchschmerzen, Blähungen, weiche Stühle, allergische Hautreaktionen (z. B. Rash, Juckreiz, urtikarielles Exanthem, makulopapulöse, morbilliforme Exantheme)
- gelegentlich: interstitielle Nephritis (Normalisierung nach Therapieende) reversibler Anstieg von Leberenzymen im Serum (Transaminasen, alkalische Phosphatase), reversible Blutbild-Veränderungen: Neutropenie, Agranulozytose, aplastische oder hämolytische Anämie

WW Wirkungsabschwächung durch gleichzeitige ACC-Gabe

Cefadroxil

Cefadroxil, Grüncef

Darreichungsform

Tabletten, Kapseln	500/1.000 mg
Saft/Suspension	250/500 mg in 5 ml

Indikation

Orales Cephalosporinantibiotikum der 1. Generation

C

Dosierung

Sgl. 1–12 Mon.	50(–100) mg/kg/d p. o. in 2 ED
Kdr. 1–12 J.	• 50(–100) mg/kg/d p. o. in 2 ED • bei Tonsillopharyngitis: 30(–50) mg/kg/d p. o. in 1 ED • bei Strep. A Tonsillopharyngitis: 30 mg/kg/d p. o. in 1 ED
Jgdl./Erw.	• 2–4 g/d p. o. in 2 ED • bei Tonsillopharyngitis: 1 g/d p. o. in 1 ED • bei Strep. A Tonsillopharyngitis: 1 g/d p. o. in 1 ED
Richt-dosierung Saft	250 mg/5 ml: 0,6–1 ml/kg 30–50 mg/kg 500 mg/5 ml: 0,3–0,5 ml/kg 30–50 mg/kg

Tipps & Tricks

KI s. Cefaclor
NW s. Cefaclor

Cefalexin

Cephalex, Cephalexin-ratiopharm

Darreichungsform

Tabletten 500/1.000 mg
Saft/Suspension 250 mg in 5 ml

Indikation

Orales Cephalosporinantibiotikum der 1. Generation

Dosierung

Sgl. 1–12 Mon.	25–50(–100) mg/kg/d p. o. in 3 ED
Kdr. 1–12 J.	25–50 (–100) mg/kg/d in 3 ED
Jgdl./Erw.	1,5–3 g/d p. o. in 3 ED

Tipps & Tricks

KI s. Cefaclor
NW s. Cefaclor
Tipp schlechte Wirksamkeit gegen Haemophilus influenzae, daher bei Otitis und Sinusitis unzureichend

Cefazolin

Basocef, Cefazolin, Cephazolin

Darreichungsform

Trockensubstanz zur Injektion 1,0/2,0 g

Indikation

Parenterales Cephalosporinantibiotikum der 1. Generation

Dosierung

NG	• 60(–100) mg/kg/d i. v. in 2–3 ED • bei KG < 1.200 g: 40 mg/kg/d i. v. in 2 ED
Sgl. 3–12 Mon.	25–50–75 (bis max. 100) mg/kg/d i. v. in 3–4 ED
Kdr. 1–12 J.	50–75–100 mg/kg/d i. v. in 2–3 ED
Jgdl./Erw.	2 bis max. 6 g/d i. m., i. v. in 2–3 ED, max. 8 g

Tipps & Tricks

KI s. Cefaclor
NW s. Cefaclor
Tipp im gramnegativen Bereich gute Wirksamkeit v. a. bei E. coli, Proteus mirabilis, Klebsiellen

Cefixim

Cefixdura, Cefixim

Darreichungsform

Tabletten	200 mg/400 mg
Trockensaft/Suspension	100 mg in 5 ml

Indikation

Orales Cephalosporinantibiotikum der 3. Generation

Dosierung

Sgl. 1–12 Mon.		8 (bis max. 12) mg/kg/d p. o. in 1–2 ED	
Kdr. 1–12 J.		8–12 mg/kg/d p. o. in 1–2 ED	
Jgdl./Erw.		400 mg/d p. o. in 1–2 ED	
Bsp. Saft (Gabe auch in mehreren ED möglich)	Sgl.	bis 6 kg	1 × 2,5 ml
	Kdr. 1–2 J.	bis 12 kg	1 × 5 ml
	Kdr. 2–7 J.	bis 25 kg	1 × 10 ml
	Kdr. 7–12 J.	bis 37,5 kg	1 × 15 ml
	Kdr. >12 J.	> 37,5 kg	1 × 20 ml

Tipps & Tricks

KI s. Cefaclor
NW s. Cefaclor
Cave! Anwendungsbeschränkung für Früh- und Neugeborene
Tipp keine Wirkung gegen Staphylococcus aureus, mäßige Wirkung gegen Pneumokokken

Cefotaxim

Cefotaxim, Claforan

Darreichungsform

Trockensubstanz zur Injektion 0,5/1,0/2,0 g

Indikation

- parenterales Breitspektrumantibiotikum der 3. Cephalosporingeneration, Anwendung bei bakterieller Meningitis, neonataler Sepsis, nosokomialen Infektionen
- erweitertes Spektrum in gramnegativen Bereich, dafür Verlust im grampositiven Bereich

Dosierung

FG	50 mg/kg/d i.v. in 3 ED
NG	50–100 mg/kg/d i.v. in 2–3 ED
Sgl. 3–12 Mon.	100–200 mg/kg/d i.v. in 2–3 ED
Kdr. 1–12 J.	100–200 mg/kg/d i.v. in 2–3 ED Meningitis: 200 mg/kg/d i.v. in 3 ED
Jgdl./Erw.	3 bis max. 6 g/d i.m., i.v. in 2–3 ED

Tipps & Tricks

KI s. Cefaclor
NW s. Cefaclor

Cefpodoximproxetil

Cefpodoxim, CEFPO-Basics, Orelox, Orelox junior, Podomexef

Darreichungsform

Filmtabletten 100/200 mg
Suspension 40 mg in 5 ml

Indikation

Orales Cephalosporinantibiotikum der 3. Generation

C

Dosierung

Sgl. 4. LW bis 3. Mon.	8–10 mg/kg/d in 2 ED p.o.	
Sgl. 3–12 Mon.	8–10 mg/kg/d p.o. in 2 ED	
Kdr. 1–12 J.	8–10 mg/kg/d p.o. in 2 ED	
Jgdl./Erw.	0,4 g/d p.o. in 2 ED	
Bsp. Saftdosierung	4 Wo.–3 Mon.	2 × 2,5 ml
	3 Mon.–2 J.	2 × 5 ml
	2–6 J.	2 × 7,5 ml
	6–12 J.	2 × 10 ml

Tipps & Tricks

KI s. Cefaclor
NW s. Cefaclor
Tipp mäßige Wirkung gegen Staphylococcus aureus

Ceftazidim

Ceftazidim, Fortum, InfectoZidim

Darreichungsform

Trockensubstanz zur Injektion 0,5/1,0/2,0 g

Indikation

Parenterales Cephalosporinantibiotikum der 3. Generation

Dosierung

NG	12,5–30 mg/kg alle 12 h
Sgl. 1–12 Mon.	100–150 mg/kg/d i.v. in 3 ED

Kdr. 1–12 J.	100–150 mg/kg/d i.v. in 3 ED
Jgdl./Erw.	2 bis max. 6 g/d i.m., i.v. in 2–3 ED

Tipps & Tricks

KI s. Cefaclor
NW s. Cefaclor
Tipp gute Wirksamkeit gegen gramnegative Keime, v. a. Pseudomonas aeruginosa, Indol-positive Proteusstämme und Serratia

Ceftibuten

Keimax

Darreichungsform

Kapseln	200/400 mg
Trockensaft/Suspension	180 mg in 5 ml

Indikation

Orales Cephalosporinantibiotikum der 3. Generation

Dosierung

Sgl. 1–12 Mon.	9 mg/kg/d p. o. in 1–2 ED 1 × 1,25–2,5 ml
Kdr. 1–12 J.	9 mg/kg/d p. o. in 1–2 ED 1 × 2,5–5 ml
Jgdl./Erw.	9 mg/kg/d p. o. in 1–2 ED (max. 400 mg/d) 1 × 10–15 ml

Tipps & Tricks

KI s. Cefaclor
NW s. Cefaclor

Ceftriaxon

Cefotrix, Ceftriaxon, Rocephin

Darreichungsform

Trockensubstanz zur Injektion 0,5/1,0/2,0 g

Indikation

Parenterales Breitspektrumantibiotikum der 3. Cephalosporingeneration, insbesondere Einsatz als Monotherapeutikum bei Meningitis sowie bei Borreliose Stadium II–III und Neuroborreliose

Dosierung

FG, NG < 1. LW	20–50 mg/kg/d i.v. in 1 ED
NG > 1. LW	50–100 mg/kg/d i.v. in 1 ED
Sgl. 3–12 Mon.	50–100 mg/kg/d i.v. in 1 ED
Kdr. 1–12 J.	• 50–80(–100) mg/kg/d i.v. in 1 ED • Meningitis: 1. Tag: 2 × 80 mg/kg/d in 12-h-Abständen; ab 2. Tag: 1 × 80 mg/kg/d i.v. in 1 ED
Jgdl./Erw.	1–2 (bis max. 4) g/d i.v. oder i.m. in 1 ED

Tipps & Tricks

KI s. Cefaclor

NW s. Cefaclor; zusätzlich selten reversible Ausfällungen (Sludge) in Galle und Nieren, Sonokontrolle Niere und Galle nach Behandlungsende empfehlenswert

Cefuroxim(axetil)

Aprokam, CefuHexal, Cefuroxim, Cefurax, Cefurox, Elobact, Zinacef, Zinnat

Darreichungsform

Cefuroximaxetil (oral)

Tabletten	125/250/500 mg
Trockensaft/Suspension	125 mg in 5 ml
Granulat/Dosierbrief	125/250 mg

Cefuroxim (parenteral)

Trockensubstanz zur Injektion	250/750/1.500 mg

Indikation

Orales und parenterales Cephalosporinantibiotikum der 2. Generation

Dosierung

Cefuroximaxetil (oral)	Sgl. 1–12 Mon.	20–30 mg/kg/d p. o. in 2 ED
	Kdr. 1–12 J.	20–30 mg/kg/d p. o. in 2 ED
	Jgdl./Erw.	0,5–1 g/d p. o. in 2 ED
Cefuroxim (parenteral)	NG	20–60 mg/kg/d i. v. in 4 ED
	Sgl. 3–12 Mon.	75–150 mg/kg/d i. v. in 3 ED
	Kdr. 1–12 J.	75–150 mg/kg/d i. v. in 3 ED
	Jgdl./Erw.	2,25–4,5 (bis max. 6) g/d i. v. in 3 ED

Tipps & Tricks

KI s. Cefaclor

NW s. Cefaclor

Tipp
- gegen Staphylokokken weniger wirksam als Cefazolin
- unwirksam gegen Enterokokken und Pseudomonas

Cetirizin

Cetiderm, Cetirizin, Zyrtec

C

Darreichungsform

Tabletten/Lutschtabl.	10 mg
Tropfen	10 mg in 1 ml (= 20 Tropf.)
Saft	1 mg in 1 ml

Indikation

Antiallergikum, Urtikaria

Dosierung

Kdr. von 2–12 J.	KG < 30 kg	½ Filmtablette/10 Tropf./5 ml Saft abends oder 2 × 2,5 ml
	KG > 30 kg	1 Filmtablette/20 Tropf./10 ml Saft abends oder 2 × 5 ml
Jgdl. > 12 J.	1 Filmtablette/20 Tropf./10 ml Saft abends	

Tipps und Tricks

KI Kdr. < 2 J., schwere Nierenerkrankungen

NW
- häufig: Kopfschmerzen, Müdigkeit, Magen-Darm-Störungen
- selten: Mundtrockenheit, Leberfunktionsstörungen

Tipp
- bei Niereninsuffizienz Dosishalbierung
- bei Urtikaria Dosissteigerung bis zum vierfachen bei großer therapeutischer Breite möglich

Chloroquin

Resochin, Resochin Injektion, Resochin junior

Darreichungsform

Tabletten (Chloroquinphosphat)	81/250 mg
Injektionslösung (Chloroquinphosphat)	155 mg Chloroquin in 5 ml (50 mg Chloroquinphosphat in 1 ml)

C

Indikation

Antirheumatikum, Malariatherapie und -prophylaxe, extraintest. Amöbiasis

Dosierung

Rheumatologie	4 mg/kg/d Chloroquinphosphat
Malaria-Prophylaxe	• 5 mg/kg KG p.o. 1 × pro Woche; Beginn 8 d vor Einreise, dann 1 × pro Woche bis 4–6 Wo. nach Ausreise • keine Langzeitprophylaxe bei Kindern!
Malaria-Therapie	1. Tag: Beginn mit 10 mg/kg in 1 ED, 6h, 24h und 48h später je 5 mg/kg (max. 25 mg/kg oder 1.500 mg Gesamtdosis)
Extraintestinale Amöbiasis	10 mg/kg/d für 2–3 Wochen

Tipps & Tricks

KI Glukose-6-Phosphat-Dehydrogenase-Mangel, vorbestehende Retinopathie, Porphyrie, schwere Nieren- und Lebererkrankungen, Überempfindlichkeit, Schwangerschaft (außer bei Malaria)

NW
- häufig: Gewichtsverlust, gastrointest. Störungen
- selten: Exanthem, Myopathien, ZNS-Störungen, Hornhauttrübungen, irreversible Retinopathien, BB-Veränderungen

Cave!
- Resistenzgebiete bei Malaria-Prophylaxe beachten!
- bei längerfristiger Therapie ophthalmolog. Kontrollen

Choriongonadotropin

Brevactid, Predalon

Darreichungsform

Ampullen mit Trockensubstanz 1.500/5.000 IE

Indikation

Hormonbehandlung bei Hodenhochstand im ersten Lebensjahr; Behandlungsabschluss möglichst bis 12. Lebensmonat, danach nach AWMF-Leitlinie nicht mehr empfohlen

Dosierung

Kombinationstherapie	• LHRH (Kryptokur) 3 mal 400 µg/d (3 mal 1 Sprühstoß à 200 µg pro Nasenloch) für 4 Wochen • dann Choriongonadotropin 1 mal 500 E/Woche für 3 Wochen

Tipps & Tricks

KI sexualhormonabhängige Tumoren, organisch-anatomisch bedingter Hodenhochstand

NW
- gelegentlich: verstärktes Peniswachstum, vermehrte Erektionen, reversible Stimmungslabilität
- selten: Wasserretention

Cave! Kontrolle 3–6 Mon. nach hormoneller Therapie, da sekundäre Retraktion des/der Hoden möglich, Erfolgsquote 20 %, Reaszension in 25 % der Fälle

AWMF Leitlinie Hodenhochstand (S2)

Cimetidin

CimLich, Cimetidin, H_2-Blocker ratiopharm

Darreichungsform

Filmtabletten	200/400/800 mg
Injektionslösung	200 mg in 2 ml Indikation

Indikation

H_2-Blocker zur Prophylaxe/Therapie von Refluxösophagitis und gastrointestinalen Ulzera

Dosierung

Sgl. u. KK	5–10 mg/kg/d in 2–3 ED
Kdr. u. Jgdl. im Wachstum	15–30 mg/kg/d in 4 ED (max. 1.600 mg/d)

Tipps & Tricks

NW selten: Müdigkeit, Übelkeit, Ödeme, Gynäkomastie, Leuko-/Thrombozytopenie

WW verstärkt die Medikamentenwirkung von Phenytoin, Benzodiazepinen, β-Blockern, Theophyllin, Lidocain, Nifedipin

Cave! bei Kindern auf Kurzzeitbehandlung beschränken, regelmäßige BB-Kontrollen

Ciprofloxacin

Cipro, Ciprobay, Ciprobay Uro, Ciproflox, Ciprofloxacin, Ciloxan, Panotile, Infecto Cipro (cort) (mit Cortison verfügbar)

Darreichungsform

Filmtabletten	100/250/500/750 mg
Infusionslösung	100/200/400 mg
Saft/Suspension	250/500 mg in 5 ml
Ohrentropfen	1 mg in 0,5 ml, 3,0 mg in 1 ml, 2 mg in1 ml
Augentropfen	3 mg in 1 ml

Indikation

Gyrasehemmer zur antibiotischen Therapie bei Kindern > 5 J. bei Infektionen durch im Kindesalter wegen möglicher Nebenwirkungen nur sehr eingeschränkte Einsatzfähigkeit (s. unten):

- multiresistente gramnegative Problemkeime, zur oralen Pseudomonastherapie (Mukoviszidose)
- Zweittherapeutikum bei komplizierten Harnwegsinfekten bei Kindern > 1 J.
- Milzbrandprophylaxe und -therapie in jedem Lebensalter
- Akute Otitis externa

Dosierung

Kdr./Jgdl.	• oral: 30–40 mg/kg/d in 2 ED, max. 1,5 g • i.v.: 20–30 mg/kg in 2–3 ED, max. 1,2 g/d
Milzbrand	• Prophylaxe: 30 mg/kg in 2 ED, max. 1 g • Therapie: 20 mg/kg in 2 ED, max. 0,8 g

Tipps & Tricks

KI
- zerebrale Anfallsleiden, Anwendungsbeschränkung bei Epileptikern
- Kreatinin-Clearance < 10 ml/Min.
- Lebererkrankung in der Vorgeschichte

NW
- selten: Photosensibilisierung, Exantheme, Juckreiz, Überempfindlichkeitsreaktionen, Arthralgien, Myalgien, Seh- und Hörstörungen, gastrointestinale Störungen, Transaminasenerhöhung, Hyperglykämie, BB-Veränderungen, Nierenschädigung
- im Tierversuch bei jungen Hunden: irreversible Knorpelschädigung der Gelenkknorpel, bei Neugeborenen, Kindern und Jugendlichen in mehreren Studien bislang nicht beobachtet, Lokaltherapie ab 1 Jahr möglich

Cave! Vorsicht bei Patienten mit erniedrigter Krampfschwelle, v. a. bei gleichzeitiger Gabe von nichtsteroidalen Antiphlogistika

Clarithromycin

Clarilind, Clarithrobeta, Clarithromycin, Klacid

Darreichungsform

Tabletten	250/500 mg
Suspension	125 mg in 5 ml
	250 mg in 5 ml
Infusionslösung	500 mg/Flasche

Indikation

- orales Makrolidantibiotikum
- Anwendung zur Helicobacter-pylori-Eradikation

Dosierung

Sgl. 3–12 Mon.	10–15 mg/kg/d p. o. in 2 ED
Kdr. 1–12 J.	15 mg/kg/d p. o. in 2 ED, max. 1 g/d
Jgdl./Erw.	0,5–1,0 g/d p. o. in 2 ED 1 g i. v. in 2 ED
Helicobacter-pylori-Eradikation	s. Omeprazol

Bsp. Clarithromycin Saft

	Clarithromycin 125 mg/5 ml	**Clarithromycin 250 mg/5 ml**
6 Mon. bis 2 J.	2 × 2,5 ml	
2–4 J.	2 × 5 ml	2 × 2,5 ml
4–8 J.	2 × 7,5 ml	2 × 3,75 ml
8–12 J.	2 × 10 ml	2 × 5 ml

Tipps & Tricks

KI s. Erythromycin
NW s. Erythromycin
Tipp bessere Bioverfügbarkeit und Gewebepenetration als orales Erythromycin, bessere Aktivität gegen Haemophilus influenzae

Clemastin

Tavegil

Darreichungsform

Tabletten	1 mg
Sirup	0,5 mg in 10 ml
Injektionslösung	2 mg in 2 ml/5 ml

Indikation

Antihistaminikum, Adjuvans bei anaphylaktischem Schock

C

Dosierung

Oral	2–4 J.	2 × 5 ml Sirup/d
	5–6 J.	2 × 10 ml Sirup/d
	6–12 J.	2 × 10–15 ml Sirup/d 2 × 1/2–1 Tbl./d
	> 12 J.	2 × 20 (bis max. 60) ml Sirup/d 2 × 1 (bis max. 3) Tbl./d
i. v./i. m.	Kdr. > 1 J.	0,6 ml/10 kg/d in 2 ED Akuttherapie: 0,3 ml/10 kg als ED

Tipps & Tricks

KI selten: Miktionsstörungen mit Restharn, Engwinkelglaukom

NW Exanthem, Sedierung, häufig Exzitation, v. a. bei KK und Überdosierung, Mundtrockenheit, gastrointestinale Symptome, BB-Veränderungen, QT-Verlängerung, Herzrhythmusstörungen

Cave!
- hohe Toxizität für Kinder!
- anticholinerge Vergiftungssymptome: Krämpfe, Koma, Atemlähmung und Kreislaufkollaps, Hyperthermie; Intensivtherapie mit Diuresesteigerung und Physostigmingaben sowie antikonvulsiver Therapie

Clenbuterol

Spiropent

Darreichungsform

Tabletten 0,02 mg

Indikation

β-Sympathomimetikum, obstruktive Atemwegserkrankungen

Dosierung

Richtdosis bei Kdr. < 12 J.	0,8–1,5 µg/kg/d
> 12 J.	2 × 0,02 mg/d = 2 × 1 Tabl.
Max. Dosierung	5 Tabl.

Tipps & Tricks

KI Hyperthyreose, hypertrophe Kardiomyopathie, Myokarditis, tachykarde Herzrhythmusstörungen, WPW-Syndrom, Hypokaliämie, Phäochromozytom, Glaukom

NW
- häufig: Muskelschmerzen und Kopfschmerzen
- selten: allergische Reaktionen, Tremor, atypische Psychosen bei Kindern, Hypokaliämie, Tachykardie, paradoxe Bronchospasmen

Cave! bei längerer Behandlung Dosisreduktion wegen zunehmender Nebenwirkungshäufigkeit indiziert

Clindamycin

Basocin, Clindamycin, Clinda-saar, Clindastad, Sobelin

Darreichungsform

Tabletten/Kapseln	75/150/300/600 mg
Granulat zur Suspension	75 mg in 5 ml
Injektionslösung	150/300/600/900 mg in 1/2/4/6 ml
Akne Gel, Lösung	

Indikation

- Lincosamidantibiotikum, v. a. bei grampositiven Erregern und Anaerobiern
- Hauptindikationen sind zurzeit die Osteomyelitis im Kindesalter und Anaerobierinfektionen.

Dosierung

Sgl. 3–12 Mon.	20–40 mg/kg/d i.v., p.o. in 3 ED
Kdr. 1–12 J.	20–40 mg/kg/d i.v., p.o. in 3 ED
Jgdl./Erw.	• 10–25 mg/kg/d p.o. in 3–4 ED (0,6 bis max. 1,8 g/d) • 15–25 mg/kg/d i.v. in 3–4 ED (1,8–2,7 g/d)

Tipps & Tricks

KI
- Überempfindlichkeit gegen Lincosamide, schwere Störungen des Magen-Darm-Trakts (M. Crohn, Kolitis), neuromuskuläre Erkrankungen (z. B. Myasthenie)
- parenterale Gabe bei jungen Säuglingen (enthält Benzylalkohol)

NW
- häufig: gastrointestinale Störungen
- selten: pseudomembranöse Colitis, Hautreaktionen, Transaminasenanstieg, Blutdruckabfall nach zu schneller i. v.-Injektion, Thrombophlebitis, Überempfindlichkeitsreaktionen

WW Antagonismus mit Makrolidantibiotika und Kontrazeptiva

Cave!
- nicht unverdünnt injizieren!
- nicht mit Ampicillin, Elektrolyten, Barbituraten und Phenytoin mischen!

Clobazam

Frisium

Darreichungsform

Tabletten 10/20 mg

Indikation

Absencen, Hyperekplexie, Startle-Syndrom, Stiff-Person-Syndrom, Antikonvulsivum bei Angelmann-Syndrom, Angst- und Erregungszustände bei Kindern > 3 Jahre

Dosierung

3–15 J.	Beginn mit 5 mg/d; Erhaltungsdosis: 0,3–1 mg/kg/d
≥ 15 J.	einschleichend ab 5–15 mg/d bis max. 80 mg/d steigern
Absencen	Monotherapie als 2. Wahl: 0,2–1 mg/kg/d in 2 ED; Zielspiegel 0,1–0,6 mg/l (Off-Label)
Hyperekplexie/Startle-/ Stiff-Person-Syndrom	0,5–1(–2) mg/kg/d (Off-Label)

Tipps & Tricks

KI Benzodiazepinunverträglichkeit, Engwinkelglaukom, Myasthenia gravis, Leberschäden

NW
- häufig: GI-Störungen, Mundtrockenkheit, Muskelschwäche, ZNS-Störungen
- gelegentlich: Transaminasenanstieg, paradoxe Erregungszustände

Tipp kann zermörsert und in Wasser gelöst werden

Clonazepam

Antelepsin, Clonazepam, Rivotril

Darreichungsform

Tabletten	0,5/2 mg
Tropfenlösung	2,5 mg in 1 ml (= 25 Tropf.)
Injektionslösung	1 mg in 1 ml

Indikation

Benzodiazepin, Antiepileptikum/Antikonvulsivum, Notfallmedikament im Status epilepticus, Rescue-Medikament bei West-Syndrom, essenzieller Muskelklonus, paroxysmal nicht kinesiogene Dyskinesie, Hyperekplexie/primäres Startle-Syndrom, kongenitales Stiff-Person-Syndrom

Dosierung

C

p. o. paroxysmale, nicht kinesiogene Dyskinesie	KK	1,5–3 mg/d in 3 ED
	Schulk.	3–6 mg/d in 3 ED
	Jgdl.	4–8 mg/d in 3 ED
i. v. Status epilepticus	Richtdosis	0,1–0,2(–0,5) mg/kg/ED über 1–5 min., max. 0,5 mg/min.
	1 Mon.–12 J.	initial 0,1–0,2 mg/kg, dann 0,01 mg/kg/h, max. 0,06 mg/kg/h
	12–18 J.	initial 1 mg, dann 0,01 mg/kg/h bis max. 0,06 mg/kg/h
West-Syndom	Richtdosis	0,2–0,5–1 mg/kg/d in 2–4 ED p. o.
	Sgl.	2 × 1 Trpf./d; Erhaltung 5–10 Trpf./d in 2–3 ED
	KK	3 × 2 Tropfen/d; Erhaltung: 15–30 Trpf./d in 3–4 ED
	Schulk.	2 × 2,5 mg/d; Erhaltung: 30–60 Trpf./d in 3–4 ED (oder 6–12 Tabl zu 0,5 mg/d)
Essenzieller Myoklonus	> 30 kg	1,5 mg/d in 3 ED, Steigerung um 0,5 mg/d jeden 3. Tag bis gewünschte Wirkung ohne NW erreicht ist
Hyperekplexie	0,1–0,2 mg/kg/d	
Startle-Epilepsie	0,1–0,2 mg/kg/d	

Tipps & Tricks

KI Benzodiazepinüberempfindlichkeit, Abhängigkeit, Myasthenia gravis, Leberschäden, Engwinkelglaukom

NW
- gelegentlich: Hypersalivation, Bronchialsekretion erhöht
- selten: Zunahme der Anfallshäufigkeit, Thrombopenie, Haarausfall, Pigmentstörung, Transaminasenerhöhung, Atem- und ZNS-Depression

Cave!
- erst unmittelbar vor der Injektion verdünnen
- i. v. langsam spritzen (0,25 mg/Min.)
- Kann tonische Krampfanfälle verstärken oder unterhalten!
- cave Thrombophlebitis/Thrombose bei zu schneller Injektion oder zu kleiner Vene

Tipp i. v.-Präparat kann auch rektal gegeben werden

Ampulle 1 mg/1 ml (nie PUR!!); aufziehen: 1 ml + 1 ml Aqua dest. = 0,5 mg/ml; 0,1–0,2 mg/kg= 0,2–0,4 ml/kg i. v., max. ED 2 mg = 4 ml

SPS 20–40(–60) ng/ml

Clonidin

Catapresan, Clonidin (retard) ratiopharm, Clonid-Ophthal, Clonistada Haemiton, Isoglaucon

Darreichungsform

Tabletten	0,075/0,15/0,3 mg
Kapseln	0,15/0,25/0,3 mg
Injektionslösung	0,15 mg in 1 ml
Augentropfen	0,625/1,25/2,5 mg in 1 ml

Indikation

- Antihypertonikum (hypertone Krisen)
- Medikament zur Entwöhnung bei Entzugserscheinungen, Migränemittel; Sedativum bei allg. körperlicher Unruhe, v. a. SHT-Trauma, Entzugserscheinungen, Tic-Störungen
- Ophthalmikum bei Glaukom, okulärer Hypertension

Dosierung

Oral u. i. m.	Richtdosis	1,5–3 µg/kg/d in 3 ED
	< 1 J.	11–20 µg/ED
	1–3 J.	20–30 µg/ED
	3–7 J.	28–48 µg/ED
	> 12 J.	76–130 µg/ED

C

i. v.-Gabe zur Therapie von Entzugserscheinungen (z. B. nach langer Fentanyl- oder Dolantinsedierung)	0,5–1,5 µg/kg/h mit Perfusor; bis auf 2,5 µg/kg/h steigerbar
Sedierung	Erhaltungsdosis: 5–25 µg/kg/d p. o. in 3 ED
Tic-Störungen	3–10 µg/kg/d p. o. (max. 300 µg/d)

Tipps & Tricks

KI Sinusknotensyndrom, Bradykardie, AV-Block II und III, Niereninsuffizienz, Porphyrie

NW
- häufig: Sedierung, Wahrnehmungsstörungen, Mundtrockenheit
- gelegentlich: gastrointestinale Symptome
- selten: Verstärkung vorbestehender Herzrhythmusstörungen, RR-Anstieg, Raynaud, allergische Reaktionen

Cave!
- beeinflusst Coombs-Test
- Rebound-Phänomen nach Absetzen möglich, daher langsame Dosisreduktion (75 % für 2 d, 50 % für 2 d, 25 % für 2 d), sonst Gefahr der hypertensiven Krise

Tipp Antidot bei Überdosierung: Tolazolin (Wirkung ist allerdings umstritten)

Codein/Codeinsulfat/-phosphat

Bronchicum Mono, Codein, Codeinum phosphoricum, Codicaps mono, Tryasol Codein, Tussoret

Darreichungsform

Tropfen (Codeinphosphat)	25,5 mg/27,14 mg/32,5 mg, 35,4 mg in 1 ml
Saft (Codeinphosphat)	3,39 mg in 1 ml
Tabletten (Codeinphosphat)	30/50 mg
Kapseln	30 mg

Indikation

Hustenblocker bei unproduktivem Reizhusten

Dosierung

Richtdosis > 12 J.	0,5 mg/kg/ED 3–4 × tägl.	
Bsp.: Codeintropfen von ct	> 12 J.	3 × tägl. 5–15 Tropf. max. 60 Tropf.
	Erw.	3–4 × tägl. 5–15 Tropf., max. 200 Tropf.

Tipps & Tricks

KI Koma, Ateminsuffizienz, Asthmaanfall, Opioidabhängigkeit, Kinder < 2 J., Hypersekretion der Atemwege

NW
- häufig: leichte Kopfschmerzen
- selten: psychische Störungen, Obstipation, gastrointestinale Beschwerden, Atemdepression, Exantheme

Cave! bei Intoxikation Atemdepression, gelegentlich zerebrale Krämpfe, Atemhilfe geben, Antidot: Naloxon
Verordnungseinschränkung < 12 J.

Coffeinbase

Individuelle Apothekenherstellung

Darreichungsform

Ampullen 20 mg/ml als Infusionslösung und zum Einnehmen (≙ 10 mg/ml Coffeinbase)

Indikation

Atemstimulanz bei rein zentralen Apnoen (Neonatologie) mit begleitenden Hypoxämien

Dosierung

Oral u. i. v.	initial (Coffeinbase)	10 mg/kg/d in 1 ED (≙ 20 mg/kg/d in 1 ED Coffeincitrat)
	Fortsetzung nach 24 h (Coffeinbase)	2,5–3–(max. 5) mg/kg/d in 1 ED (≙ 5–6 [max. 10] mg/kg/d in 1 ED Coffeincitrat)

Tipps & Tricks

KI Tachyarrhythmien, Leberzirrhose, Hyperthyreose, Angstsyndrom

NW
- gelegentlich: Tachykardie, Hyperexzitation, Diuresesteigerung
- selten: Hyperglykämie

Cave!
- Dosisreduktion bei HF > 180/min!
- Alternative: Theophyllin und Doxapram
- falls in den 3 Tagen zuvor Theophyllin gegeben wurde, nur 50–75 % der üblichen Dosis verabreichen

SPS
- 10–25 µg/ml (Talspiegel), HWZ: 48–240 h!
- cave: > 40–50 µg/ml droht Intoxikation!

Colecalciferol

Dekristol, D3-Vicotrat, Heliodrei, Vigantol(etten)

Darreichungsform

Ampullen	2,5 mg in 1 ml (=100.000 IE)
Emulsion/Öl	2.400 IE/ml, 20.000 IE/ml, 25.000 IE/ml, 100.000 IE/ml
Tabletten	4 mg = 400 IE, 5 mg = 500 IE, 1,0 mg = 1.000 IE
Kapseln	0,5 mg (= 20.000 IE)

Indikation

Rachitisprophylaxe/-therapie

Dosierung

NG	500 IE Colecalciferol/d bis zum Ende des 1. LJ.
FG	500–1.000 IE Colecalciferol/d bis zum Ende des 1. LJ.
Empfehlung	Fortführung über das 1. LJ. hinaus besonders in den Wintermonaten, meist Kombination mit Fluor, z. B. Zymafluor®
Vitamin-D-Mangel-Rachitis	5.000 IE tägl. über 3 Wo. (Totaldosis 100.000 IE oder 2,5 mg), zusammen mit Kalziumzulage (0,5–1 g Kalziumglukonat/d)

Tipps & Tricks

KI s. Calcitriol
NW s. Calcitriol
Cave! s. Calcitriol
Tipp s. Calcitriol
AWMF Leitlinie Vitamin-D-Mangelrachitis (S1)

D

Dantrolen

Dantamacrin, Dantrolen

Darreichungsform

Hartkapseln	25/50 mg
Injektionslösung	20 mg

Indikation

Spastische Syndrome mit krankhaft gesteigerter Muskelspannung, maligne Hyperthermie

Dosierung

Spastik	Anfangsdosis und Steigerungsregime	• < 12 J.: 0,5–1 mg/kg/d p. o. als tägl. ED; Erhöhung alle 7d um Schritte von 0,5 mg/kg/d p. o., dann in 3–4 ED • > 12 J.: 25 mg/d ED p. o., Erhöhung alle 7d um 25 mg
	Erhaltungsdosis	8 mg/kg/d in 3–4 ED (max. 400 mg/d)
Maligne Hyperthermie	1–2,5 mg/kg i. v. Bolusgabe, bei Bedarf Wiederholung alle 10 Min. bis zur max. Kumulativdosis von 10 mg/kg	

Tipps & Tricks

KI
- Lebererkrankungen, eingeschränkte Lungenfunktion, schwere Herzmuskelschäden
- Kdr. < 5 J. mit amyotrophischer Lateralsklerose oder bulbärparalytischen Syndromen wegen Paresenverstärkung

D

NW
- häufig: Müdigkeit, Schwäche, ZNS-Symptome, GI-Störungen
- gelegentlich: Transaminasenanstieg, BB-Veränderungen, Sehstörungen, Hautreaktionen

Cave!
- Bei Dosen > 200 mg muss verstärkt auch mit schweren NW gerechnet werden.
- Transaminasenkontrolle vor und während der Therapie
- cave Photosensibilisierung (Sonnenschutz!)

Tipp geringere Sedierung als Baclofen

Deferoxamin

Deferoxaminmesilat, Desferal

Darreichungsform

Trockensubstanz zur Lösung 0,5/2 g

Indikation

Akute Eisenvergiftung, pathologische Eisenablagerungen (z. B. Thalassämie)

Dosierung

Antidot bei akuter Eisenvergiftung	Oral	20–40 mg/kg/d in 1–2 ED
	< 3 J.	0,1–1 g/d
	3–12 J.	0,25–2,5 g/d
	12–16 J.	0,5–5 g/d
	> 16 J.	1–10 g/d
i. v.	15 mg/kg/h, max. 6 g in 24 h	

Infusionsbehandlung bei pathologischen Eisenablagerungen	40–60 mg/kg/d als Langzeitinfusion über 12(–24) h i.v. oder s.c. an 5–7 Tagen/Woche		
	Richtdosis	1–12 J.	0,5–1 g/d
		> 12 J.	1,5–4 g/d

Tipps & Tricks

NW
- häufig: Arthralgien, Myalgien, Injektionsschmerz
- selten: Kopfschmerz, Urtikaria, Exantheme, Diureseverminderung, Fieber
- sehr selten: Hör- und Sehstörungen, BB-Veränderungen, herabgesetztes Reaktionsvermögen

Cave!
- Desferal begünstigt Infektionen mit Yersinia enterocolitica und pseudotuberculosis
- langsam infundieren, sonst Gefahr von Kreislaufkollaps (RR-Abfall)
- regelmäßige Kontrolle des Eisen- und Ferritinspiegels sowie der Hör- und Sehfunktion

Tipp
- erforderliche Substanzmengen als 10-prozentige Lösung verabreichen
- Kontrolle von KG und KL alle 3 Monate

AWMF Leitlinie Thalassaemia major (S2)

Desloratadin

Aerius, Dasselta, Desloraderm, Desloratadin

Darreichungsform

Tabletten 2,5/5 mg
Sirup 0,5 mg/ml

Indikation

Symptomatische Behandlung der allergischen Rhinitis und der chron. idiopathischen Urtikaria

Dosierung

1–5 J.	2,5 ml Sirup/d
6–11 J.	5 ml Sirup/d, 2,5 mg/d als Schmelztablette
Jgdl. ab 12. LJ	10 ml Sirup oder 1 Tbl. à 5 mg/d

Tipps & Tricks

KI schwere Niereninsuffizienz, Fructoseintoleranz

NW
- Kdr. < 1. LJ: häufig: Fieber, Schlaflosigkeit, Diarrhö
- Jgdl.: häufig: Müdigkeit, Mundtrockenheit, Kopfschmerzen; selten: Transaminasen- und Bilirubinanstieg

Desmopressin

Desmogalen, Desmopressin, Desmospray, Desmotabs, Minirin, Nocutil, Octostim

Darreichungsform

Tabletten/Schmelztabl.	0,06 mg, 0,12 mg, 0,1/0,2 mg, 0,24 mg
Lösung (intranasale Gabe)	10 µg in 0,1 ml (= 1 Sprühstoß) 150 µg in 1 Sprühstoß
Injektionslösung	4 µg in 1 ml

Indikation

Zentraler Diabetes insipidus, passagerer ADH-Mangel, Antihämorrhagikum, Enuresistherapie

Dosierung

Oral	0,3–0,6–1,2 mg/d in 3 ED; Beginn mit 2–3 × 0,1 mg/d, dann individuell einstellen	
Nasal	Sgl.	1 µg/d
	Kdr.	5–10–max. 20 µg/d
	Erw.	10–20–max. 40 µg/d

D

i. m., i. v., s. c.	Sgl.	0,1 μg/d
	Kdr.	0,4–1 μg/d
	Erw.	1–4 μg/d
Enuresistherapie	0,2–max. 0,4 mg/d oral abends	
Antihämorrhagikum beim Von-Willebrand-Syndrom	nasal	4–12 J.: 150 μg nasal 1–2 h vor OP, dann alle 12h
		>12 J.: 300 μg nasal 1–2 h vor OP, dann alle 12 h
	i. v.	Kdr. u. Erw.: 0,3–0,4 μg/kg in 25–30 ml NaCl 0,9 % über 30 Min.
Diagnostikum (renaler vs. zentraler Diabetes insipidus)	nasal	< 10 kg: 10 μg
		10–30 kg: 20 μg
		30–50 kg: 30 μg
		> 50 kg: 40 μg
	i. m., s. c.	Sgl.: 0,4 μg
		Kdr.: 1–2 μg
		Erw.: 4 μg

Tipps & Tricks

KI habituelle Polydipsie

NW häufig: nasale Kongestion, Epistaxis, Rhinitis, gastrointestinale Störungen, Kopfschmerzen

WW Wirkungsverstärkung durch Carbamazepin und Indometacin

Cave!
- im Kühlschrank aufbewahren
- Therapieparameter Schlafdauer (ohne Störung durch Einnässen) und Wasserbilanz (Reduktion der Polyurie, bei Enuresis ausgeglichene Flüssigkeitsbilanz zur Verhinderung einer iatrogenen Überwässerung)

AWMF Leitlinie Diabetes insipidus neurohormonalis (S1)

Dexamethason

afpred, dexa clinit, Dexa ratiopharm, Dexabene, Dexa-Effekton, Dexa hexal, Dexamethason, Dexamonozon, Fortecortin, Lipotalon, Infectodexakrupp

D

Darreichungsform

Tabletten	0,5/1,5/2/4/8 mg
Topische Lösung	0,02 g in 100 g
Salbe/Fettsalbe	0,025/0,035/0,05 g in 100 g
Augentropfen	1 mg in 1 g/1 ml
Injektionslösung	2/2,5/3/4/5/6/8/40/100 mg
Nasenspray	0,15 mg in 1 g
Nasensalbe	0,02 g in 100 g
Saft	2 mg in 5 ml

Indikation

Steroidtherapie z. B. Hirnödem, Pseudotumor cerebri, Meningitis, Chorea minor, Chemotherapie bei ZNS-Tumoren

Dosierung

Neonatologie/ Intensivmedizin: bronchopulmonale Dysplasie (BPD), schweres ARDS	1. Wahl: „gepulste Gabe"	0,5 mg/kg/d in 2 ED i. v. oder oral für 3 d, dann 7 d Pause, bei fortbestehender Indikation erneut 0,5 mg/kg/d in 2 ED für 3 d usw.
	2. Wahl: Dauermedikation, z. B. bei schwieriger Beatmung und schwerer BPD	0,5–0,6 mg/kg/d in 2 ED oral oder i. v. für 3 oder mehr d, dann halbierte Dosierung (0,3 mg/kg/d) für weitere 2–3 d, dann individuelles Ausschleichen
Hirnödem/SHT	• Initialdosis (Bolus): 3 mg/kg/d • dann 2–3 mg/kg/d in 4 ED als Kurzinfusion über 20–30 Min. (Therapiedauer 24–48 h)	
Supportivtherapie (z. B. Toxic-shock-Syndrom, Krampfstatus)	0,5–1 mg/kg/d in 2–4 ED	

Bakterielle Meningitis	0,6–0,8 mg/kg/d in 2–4 ED über 2 d, jeweils 15 Min. vor Antibiotikagabe
Thyreotoxische Krise	• 1. Tag: initial 0,25 mg/kg i. v. • ab 2. Tag: 0,1 mg/kg/d in 4 ED
Pseudotumor cerebri	• 1–2 mg/kg/d über 3–5d, kein Aufdosieren, kein Ausschleichen • gängige Maximaldosis: 16–32 mg/d
Tumorassoz. Hirnödem	0,3 mg/kg/d
Pseudokrupp, Asthmaanfall	Infectodexakrupp-Saft: 0,15–0,3 mg/kg als ED; entspricht 0,4–0,8 ml/kg Saft
Waterhouse-Friderichsen-Syndrom	2 mg/kg/d über 48 h

Tipps & Tricks

KI
- in Notfällen keine KI!
- bei Langzeittherapie: gastrointestinale Ulzera, Osteoporose, Mykose, TBC, Windpocken, Herpes-Infektionen

NW Cushing-Syndrom, Nebenniereninsuffizienz, Osteopenie, Wachstumshemmung, Steroiddiabetes, Myopathien, Pseudotumor cerebri, psychische Alteration, Leukozytose, Lymphopenie, Hypokaliämie, Na-, H_2O-Retention, Kardiomyopathie, Striae rubrae, Steroidakne, Glaukom, Stammfettsucht, Immunsuppression

WW gleichzeitige Gabe von Indometacin erhöht das Risiko einer nekrotisierenden Enterokolitis bei FG/NG

Cave! Neonatologie: Dexamethason wird zunehmend von Hydrokortison abgelöst (2–3 mg/kg/d in 3 ED), da das Risiko einer Zerebralparese und einer nekrotisierenden Enterokolitis (NEC) ansteigen kann (insbesondere bei früher Gabe < 1 Woche postpartal).

Tipp
- vor Absetzen ggf. ACTH/CRF-Test, ggf. Substitution mit Hydrokortison notwendig
- Plasma-HWZ: 5 h, biologische HWZ: 36–54 h
- Schwellendosis Hypophysensuppression: 0,6 mg/m^2 KOF

Diazepam

Diazep, Diazepam, Diazepam Lipuro, Diazepam ratiopharm, Faustan, Stesolid, Valcordin

Darreichungsform

Tabletten	2/5/10 mg
Tropfen	10 mg in 1 ml (= 20 Tropf.)
Suppositorien	10 mg
Rectiole	5/10 mg in 2,5 ml
Injektionslösung	10 mg in 2 ml
Emulsion zur Injektion	10 mg in 2 ml

Indikation

Sedierung, Muskelrelaxans, Krampanfall/Fieberkrampf, Status epilepticus, Anxiolytikum

Dosierung

Oral	0,2–0,8 mg/kg/d in 3–4 ED	
i. v./i. m.	0,05–0,3 mg/kg alle 2–4 h, max. 0,6 mg/kg in 8 h	
Notfallmedikament bei Fieberkrampf	rektal	Richtdosis 0,3–0,7 mg/kg; Faustregel: • < 15 kg KG: 5 mg rektal • > 15 kg KG: 10 mg rektal
	Sgl.	1 Rectiole (5 mg)
	KK	1–1,5 Rectiole (5 mg)
Fieberkrampfprophylaxe (Indikation umstritten)	0,5 mg/kg alle 12h, max. 48h lang	
Status epilepticus	• 0,2–0,5–(1) mg/kg/i. v. als ED, bis max. 10 mg/ED • ggf. nach 5 Min. wiederholen • bei fehlendem Erfolg oder schnellem Auftreten erneuter Krämpfe Übergang auf Phenytoin oder Phenobarbital (s. dort)	
Generalisierte Spastik	• Startdosis 0,25–0,5 mg/kg/d • Dauermedikation: bis zu 1 mg/kg/d	
Sedierung	• oral: 0,12–0,8 mg/kg/d in 3–4 ED • i. m./i. v.: 0,04–0,3 mg/kg/ED alle 2–4 h bei Bedarf, bis max. 0,6 mg/kg innerhalb von 8 h	

Tipps & Tricks

KI akutes Engwinkelglaukom, Ataxien, Myasthenia gravis

NW häufig: Hypotonie, Atemdepression, Müdigkeit, Schläfrigkeit, bei tonischen Krämpfen Gefahr der Krampfverstärkung durch Benzodiazepin

Cave!
- langsam i. v. spritzen, da schmerzhaft
- schlechte Resorption
- Lösungsmittel der i. v.-Ampulle verdrängt Bilirubin aus der Albuminbindung
- HWZ bei NG bis 20fach erhöht, besser Midazolam verwenden

Tipp Antidot: Flumazenil (Anexate)
- Ampulle 10 mg/2 ml;
- Aufziehen: 1 ml (5 mg/ml) + 4 ml Aqua dest. = 1 mg/ml
- 0,1–0,3 mg/kg = 0,1 ml–0,3 ml/kg (1:5) i. v.
- PUR: 5 mg/ml: Jgdl. 2 ml Spritze: 0,1–0,2 mg/kg = 0,02–0,04 ml/kg i. v.; max. ED: 10 mg = 2 ml

Diazoxid

Proglicem

Darreichungsform

Kapseln 25/100 mg

Indikation

- Antihypoglykämikum z. B. Insulinom, Nesidioblastose, leuzinsensitive Hypoglykämie
- Antihypertensivum

Dosierung

Oral (z. B. Insulinom)	• anfangs 3–5 mg/kg/d in 2–3 ED • später 3–8–(15) mg/kg/d in 2–3 ED in 8–12 h-Abständen
Leuzin-sensitive Hypoglykämie	15–20 mg/kg/d in 2–3 ED

D

Neonatal	initial 5 mg/kg bis 10–25 mg/kg p. o. in 2–3 ED
Antihypertensivum der 2. Wahl	Richtdosis: 2–5 mg/kg als ED in schnellem Bolus (10–20 Sek. streng i. v.)
Hypertensive Krise	• initial 2 mg/kg • bei Nichtansprechen nach 10–20 Min. erneute Gabe von 4 mg/kg i. v., dann 30 Min. abwarten • wenn erneut kein Effekt, Wiederholung in einer Dosis von 4–6 mg/kg i. v.

Tipps & Tricks

KI Herzinfarkt, Aortenisthmusstenose, AV-Shunts, erhöhter Bilirubinspiegel

NW
- gelegentlich: Sedierung, allergische Reaktionen, GI-Störungen
- selten: Hypertrichose (irreversibel!) in der Regel 6 Wo. nach Beginn, Hypotonie, IgG-Erniedrigung, Neutropenien, irreversible Agranulozytose, Harnsäureerhöhung, Na-/H_2O-Retention, Hyperglykämie, Erbrechen

Cave! BB und Urinkontrollen erforderlich, keine Dauertherapie anstreben

Tipp
- in Kombination mit Diuretika (z. B. Esidrix) geben, um Na-/H_2O-Retention zu vermeiden
- bei Therapieversagen Octreotid erwägen s. AWMF Leitlinie

AWMF Leitlinie kongenitaler Hyperinsulinismus (S1)

Diclofenac

Diclac, diclo, Diclofenac, Effekton, Rewodina, Voltaren

Darreichungsform

Tabletten	12,5/25/50 mg
Dragees	25/50 mg
Retardtabletten	75/100/150 mg
Retardkapseln	25/50/75/100/125 mg
Suppositorien	50/100 mg
Creme	1 g in 100 g Creme
Gel	0,01 g in 1 g Gel

Injektionslösung	75 mg in 3 ml
Schmerzpflaster	140 mg
Augentropfen	1 mg in 1 ml

Indikation

Analgetikum, Antirheumatikum, auch als Migränemittel verwendbar

Dosierung

Oral oder i.v.	Kdr. > 6 J.	2 mg/kg/d in 2–3 ED
	Jgdl. ≤ 15 J.	1–2 mg/kg/d in 2–3 ED
	> 15 J.	50–150 mg/d in 2–3 ED
Migräneakuttherapie	1 mg/kg/ED p. o.; max. 50 mg	
Schmerzverstärkungs-syndrom	2 mg/kg/d	

Tipps & Tricks

KI Magen-Darm-Ulzera, Blutbildungsstörungen, Kinder < 6 J., Analgetikaintoleranz

NW
- sehr häufig: Magen-Darm-Beschwerden wie Übelkeit, Erbrechen und Durchfall, geringfügige Magen-Darm-Blutverluste, die in Ausnahmefällen eine Anämie verursachen können
- häufig: zentralnervöse Störungen wie Kopfschmerzen, Schwindel, Benommenheit, Erregung, Reizbarkeit oder Müdigkeit, gastrointestinale Störungen, Überempfindlichkeitsreaktionen wie Hautausschlag und Hautjucken, Erhöhung der Serumtransaminasen

Cave!
- Asthma bronchiale, Hypertonie, systemischer Lupus erythematodes: Diclofenac kann Krankheitsschübe auslösen, daher eher zurückhaltend verwenden
- Interaktion mit Kumarinen, Thyroxin
- Retardpräparate für Kinder nicht geeignet

Digitalisglykoside (Acetyldigoxin, Digitoxin, Methyldigoxin)

Acetyldigoxin ratiopharm, Digacin, Digimed, Digimerck, Digitoxin, Digostada, Digox-CT, Lanicor, Lanitop, Lenoxin, Novodigal

Darreichungsform

Tropfen	Lanitop®: 0,6 mg in 1 ml (45 Trpf.); 1 Trpf. = 13 µg Lenoxin®: 0,05 mg in 1 ml (45 Trpf.); 1 Trpf. = 1 µg
Tabletten	0,05/0,07/0,1/0,125/0,15/0,2/0,25 mg
Injektionslösung	0,1/0,25 mg in 1 ml

Indikation

Manifeste Herzinsuffizienz, paroxysmale supraventrikuläre Tachykardie, Vorhofflimmern, Vorhofflattern

Dosierung

Digoxin

Herzinsuffizienz* (Siehe auch Dosierungsbeispiel im TiPP)			totale Sättigungsdosis (innerhalb von 2(–3) d mit 2 ED/d)	Erhaltungsdosis
	oral	FG	20 µg/kg	5 µg/kg/d in 2 ED
		NG	30 µg/kg	8 µg/kg/d in 2 ED
		< 2 J.	40–50 µg/kg	10–12 µg/kg/d in 2 ED
		> 2 J.	30–40 µg/kg	8–10 µg/kg/d in 2 ED
		max. Dosis	1 mg	0,25 mg in 2 ED
	i. v.		75 % der oralen Dosis	25 % der oralen Sättigungsdosis in 2 ED
SVT	i. v.-Dosis = oraler Dosis			

* nach Park MK: The pediatric cardiology handbook, 4th Ed. 2009

Digitoxin

Totale Sättigungsdosis (oral, i. v., i. m.)	In 24h folgendermaßen aufgeteilt geben: 50 %–25 %–25 %	
	FG und NG	20 µg/kg
	1 Mo.–2 Jahre	30 µg/kg
	2 Jahre	20 µg/kg
Erhaltungsdosis (oral, i. v., i. m.)	10–20 % der totalen Sättigungsdosis in 1 ED	

Tipps & Tricks

KI hypertrophische obstruktive Kardiomyopathie, Vorsicht bei Myokarditis, Bradykardien, Elektrolytstörungen, insbesondere Hyperkalzämie und Hypokaliämie, Niereninsuffizienz, Z. n. Kardioversion (vor Kardioversion relative Kontraindikation)

NW
- häufig: GI-Störungen, Kopfschmerzen, Unruhe
- selten: Erytheme, Sehstörungen, ZNS-Störungen, Herzrhythmusstörungen (VES, AV Block)
- sehr selten: Thrombozytopenie, Lupus-like Disease

WW Wechselwirkungen mit Ca-Antagonisten, Enzyminduktoren und Antiepileptika

Cave!
- Mittel der ersten Wahl bei akuter Herzinsuffizienz bei Neugeborenen sind Katecholamine, nicht Digitalis
- Digitalis und Kalzium nie zusammen i. v. geben!
- Spiegel > 2 µg/ml bei klinischen Symptomen spricht für Digitalistoxizität
- Überleitungsstörungen unter Digitalistherapie (z. B. AV-Block) sind bis zum Beweis des Gegenteils Ausdruck von Toxizität (Sensitivität des EKGs insbesondere während der ersten 3–5 Tage nach Digitalistherapie)
- erhöhte Sensibilität und geringere therapeutische Breite gegenüber Digitalis bei Myokarditis, myokardialer Ischämie, Katecholamintherapie, Hypoxie, Alkalose, Hypokaliämie, Hyperkalzämie, unmittelbar postoperativ nach Herz-Lungen-Maschine

D

Tipp
- additiv zu ACE-Hemmern und Diuretika, ggf. Beta-Rezeptorenblocker
- obligate Diagnostik vor Digitalisierung: EKG, wenn möglich ECHO, EKG-Monitor, Elektrolyte, Harnstoff, Kreatinin
- Therapiekontrolle: Klinik!, EKG, Serumspiegel, ECHO (da bei Herzmuskelschädigung geringere therapeutische Breite!)
- Mittel der Wahl ist Digoxin, weil besser steuerbar als Digitoxin
- Beispiel-Dosierung: Neugeborenes mit 4 kg KG und Herzinsuffizienz Digitalisierung mit Lanitop®
  30 μg/kg = 120 μg Gesamtsättigungsdosis (über 2 d)
  1. Tag: 2 × 30 μg entspricht 2 × 2 Trpf.
  2. Tag: 2 × 30 μg entspricht 2 × 2 Trpf.
  dann 8 μg/kg/d in 2 ED also 2 × 16 μg entspricht 2 × 1 Trpf.

SPS
- therapeutischer Spiegel 0,8–2 ηg/ml
- offizielle Empfehlung: 1. Digoxinspiegel vor der 1. Gabe abnehmen, da Plasmaspiegelbestimmungen durch Kreuzreaktion mit digoxinähnlichen Substanzen beeinflusst werden!
- 2. Spiegel vor der ersten Erhaltungsdosis, danach nach Klinik vor Gabe abnehmen!

Digitalisintoxikation

Symptome	• Rhythmusstörungen verschiedenster Art, häufig im raschen Wechsel: Bradykardien, AV-Block, Vorhoftachykardie, Kammertachykardie, Extrasystolie • gastrointestinale Symptome wie Erbrechen und Diarrhö • zerebrale Symptome, z. B. Sehstörungen
Sofortmaßnahmen	• Digitalis und Kalzium absetzen • Kalium im hochnormalen Bereich anstreben • Digitalis Antidot (FAB) BM® (Antikörperpräparat: vorher Intrakutantest wegen Gefahr der allergischen Reaktion auf Fremdeiweiß): – 80 mg Antidot binden 1 mg Digoxin – 1 mg/kg Antidot senkt den Serumspiegel um ca. 1 ηg/dl – Dosierung nach eingenommener bzw. resorbierter Glycosidmenge – Schätzung Serumkonzentration 8 h nach Ingestion (ηg/ml). Digoxinmenge (mg) = (Serumkonzentration × 0,56 × kg KG)/1.000

Bei Tachykardie	• Lidocain 1 mg/kg/ED i. v.; nach 5–10 Min. wiederholen (max. 5 mg/kg), Fortsetzung: 20–50 µg/kg/Min. als Infusion • Alternative: Phenytoin • Hypokaliämie ausgleichen (kein K^+ bei AV-Block) • bei Kammerflimmern: Defibrillieren (2 Joule/kg)
Bei Bradykardie (AV-Block II–III)	Atropin 0,01–0,03 mg/kg/ED i. v., ggf. Schrittmacher
Bei Hyperkaliämie	• Glukose-Insulininfusion (0,2–0,5 mg/kg Glukose + 0,1–0,3 IE Insulin/kg über 15–30 Min. i. v.) • Ionenaustauscher (Resonium A 0,5–1 g/kg als 10- bis 20-prozentige Lösung oral oder rektal; s. Polysulfonsäure)

Dihydralazin

Nepresol/-forte, Nepresol Inject

Darreichungsform

Tabletten	25/50 mg
Injektioslösung	25 mg

Indikation

Antihypertonikum (insbesondere bei nephrogener Hypertonie), Nachlastsenker

Dosierung

Oral	1–2 (max. 5) mg/kg/d in 3–4 ED
i. v. (z. B. bei hypertensiver Krise)	0,2–0,4 mg/kg in 2 Min. alle 4–8 h

Tipps & Tricks

KI Lupus erythematodes, hypertrophe Kardiomyopathie, Klappenstenose, pulm. Hypertension

NW gelegentlich: Ödeme, Flush, Exantheme, „Lupus-Syndrom“, Migräne, Tachykardie, Hypotonie, GI-Störungen

Dihydroergotamin

Ergo-Kranit Migräne Tabl.

Darreichungsform

D

Tabletten 2 mg

Indikation

Migränetherapie bei schwerem Anfall, der auf andere Mittel nicht reagiert (Reservemedikament)

Dosierung

Anfallstherapie bei akuter Migräneattacke	1 Tablette, ggf. nach 4–6 h erneut geben, max. 2 Tabletten/Tag

Tipps & Tricks

KI Überempfindlichkeit gegen Mutterkornalkaloide, Hypertonie
NW häufig: Übelkeit und Erbrechen, v. a. nach Langzeitanwendung, Parästhesien und Vasospasmen (Ergotismus)
KI Kinder < 16 J.

Dihydrotachysterol

A.T.10, Atiten

Darreichungsform

Lösung 1 mg in 1 ml = 26 Tropfen
Kapseln/Perlen 0,5 mg

Indikation

Vitamin-D-Derivat zur Behandlung des Hypoparathyreoidismus, Pseudohypoparathyreoidismus

Dosierung

Individuell, je nach Höhe des Serumkalziumspiegels	
Richtgröße	0,05–1,0 mg/d p. o.

Tipps & Tricks

KI Hyperkalzämie, Vitamin-D-Überdosierung, Hyperventilationstetanie

NW Hyperkalzämie, Nephrolithiasis

Cave! in Kombination mit Thiaziden Hyperkalzämie möglich, engmaschige Kontrollen des Kalziumserumspiegels

AWMF Leitlinie Hypoparathyreoidismus (S1)

Dimenhydrinat

Dimen, Dimenhydrinat, Reisetabletten, Superpep, Vertigo-Vomex, Vomacur, Vomex A

Darreichungsform

Sirup	33 mg in 10 ml
Tabletten	50 mg
Dragees	50 mg
Kaugummi-Dragees	20 mg
Retardkapseln	120/150 mg
Suppositorien	40/70/80/150 mg
Injektionslösung	i. v.: 62 mg in 10 ml, i. m.: 100 mg in 2 ml

Indikation

Antiemetikum, Antivertiginosum

Dosierung

Oral/rektal	> 6 kg	5 mg/kg/d in 3–4 ED
	KK (6–15 kg KG)	1 × 40 mg Supp./d
	Kdr. (15–25 kg KG)	2 × 40 mg Supp./d

	Schulk. (> 25 kg KG)	2–3 × 40 mg oder 1–2 × 70 mg Supp./d
	Jgdl. > 14 J.	1 × 150 mg Supp./d
	> 70 kg	2 × 150 mg Supp./d
i. v./i. m.	1–2 mg/kg alle 6–8 h	
Reisekrankheit	1–1,5 mg/kg, ggf. nach 6 h wiederholen	

Tipps & Tricks

KI Verdacht auf Hirndruck, akute Vergiftung, Epilepsie, Eklampsie, Früh- und Neugeborene, Sgl. < 6 kg bzw. 3 Mon.

NW häufig: Mundtrockenheit, Tachykardie, Gefühl einer verstopften Nase, Sehstörungen, Erhöhung des Augeninnendrucks und Miktionsstörungen; auch Magen-Darm-Beschwerden (z. B. Übelkeit, Schmerzen im Bereich des Magens, Erbrechen, Obstipation oder Diarrhö) und Stimmungsschwankungen wurden beobachtet

WW keine Gabe mit Aminoglykosiden, kann ototoxische Wirkungen maskieren (z. B. Gleichgewichtsstörungen)

Tipp bei „Prophylaxe“ der Reisekrankheit 1–0,5 h vor Reisebeginn verabreichen

Dimeticon/Simeticon

Ceolat, Dimeticon, Espumisan, Etopril, ILIO-FUNKTON, Lefax, sab simplex, Nyda L, Jacutin Pedicul fluid

Darreichungsform

Emulsion	40 mg in 1 ml
Suspension	41,2 mg in 1 ml
	69,19 mg in 1 ml
Tropfen	41,2 mg in 1 ml
Kautabletten	40/42/85/105 mg
Kapseln	40/140 mg/240 mg

Indikation

- Karminativum zum Entblähen, Schaumbinder bei Ingestion von schaumbildenden Substanzen
- Läusemittel zur topischen Therapie

Dosierung

Karminative Wirkung	Sgl.	15–25 Tropf. zu jeder Mahlzeit
	KK	3–5 × 25 Tropf./d
	Schulk.	3–5 × 25–50 Tropf./d
	Erw.	3–5 × 50 Tropf./d
Tensidintoxikation je nach Schwere der Vergiftung	Kdr.	2,5–10 ml
	Erw.	10–20 ml

Tipps & Tricks

Tipp

- Intoxikation kaum möglich, daher Dosis auch individuell steigerbar
- als Läusemittel (Nyda L, Jacutin Pedicul fluid, Etopril) an Tag 0 und Tag 8 anwenden

Dimetinden

Fenistil

Darreichungsform

Gel	1 mg in 1 g
Tropfen	1 mg in 1 ml (= 20 Tropf.)
Dragees	1 mg
Retardkapseln	4 mg
Injektionslösung	4 mg in 4 ml

Indikation

Antiallergikum der 1. Generation, Akuttherapie bei anaphylaktischer Reaktion, Juckreiz, Urtikaria

Dosierung

Oral	1–8 J.	30–45 Tropf./d in 3 ED
	> 9 J.	45–60 Tropf./d in 3 ED
	Erw.	60–120 Tropf./d in 3 ED oder 3 × 1–2 Drg. bzw. 1 Retardkapsel vor dem Schlafengehen
Topisch	2–4 × tägl. dünn auftragen	
i. v.	0,025–0,05–0,1 mg/kg als ED	

Tipps & Tricks

KI Restharn, Engwinkelglaukom, Neugeborene

NW
- häufig: Sedierung, Exzitation bei KK
- gelegentlich: Sehstörungen, Mundtrockenheit, Übelkeit, Schwindel, Wärmegefühl

Cave! i. v. Therapie maximal 7 Tage

- 1 Ampulle 4 mg/4 ml = 1 mg/ml
- PUR: 0,05 mg/kg = 0,05 ml/kg i. v.

Tipp Im Kindesalter wg. Sedierungseffekt nicht mehr empfohlen. Bei längerem Gebrauch Störung der Schlafarchitektur

Dobutamin

Dobutamin Carino-hameln, Dobutamin Liquid Fresenius, Dobutamin ratiopharm, Hexal

Darreichungsform

Infusionslösung 250/500 mg in 50 ml

Indikation

Positiv inotrope Substanz bei akuter dekompensierter Herzinsuffizienz, Bradykardie und Hypotension (z. B. Schock), Asphyxie

Dosierung

5–10–20 µg/kg/Min.

Tipps & Tricks

KI hypertrophe Kardiomyopathie, Fallotsche Tetralogie

NW Arrhythmien, Hypertension, Tachykardie, plötzlicher RR-Abfall, Thrombozytenfunktionshemmung, Hypokaliämie, Hautnekrosen bei Paravasat, erhöhter Insulinbedarf bei diabetischer Stoffwechsellage, Anstieg des Lungenkapillardrucks

Cave!
- vor Einsatz Hypovolämie ausgleichen!
- geringe therapeutische Breite bei Kindern
- Tachyphylaxie möglich
- nicht mit Natriumdisulfit oder Ethanol verabreichen
- Inaktivierung durch alkalische Lösungen
- keine Gabe mit Lasix in der gleichen Lösung
- möglichst über ZVK geben

Neonatologie:
- 14,4 × kg KG in mg auf 24 ml Trägerlösung (z. B. Glukose 5 %)
- 0,1 ml/h am Perfusor = 1 µg/kg/Min. bzw.
- 1,0 ml/h am Perfusor = 10 µg/kg/Min.

Domperidon

Domperidon, Motilium

Darreichungsform

Tropfen	10 mg in 1 ml
Tabletten	10 mg

Indikation

Antiemetikum, funktionelle Oberbauchbeschwerden, Prokinetikum

Dosierung

KK und Kdr. (Off-Label)	0,25–0,5 mg/kg 3–4 mal tgl., max. TD 2,4 mg/kg/d
Ab 12 J.	3 × 1 (bis max. 4 × 1) Tbl./d 15–30 Min. vor der Mahlzeit, max. TD 80 mg
	3 × 20 (bis max. 4 × 20) Trpf./d 15–30 Min. vor der Mahlzeit, max. TD 80 mg

Tipps & Tricks

KI	möglichst nicht bei Kindern < 12 J., nach mechanischem Ileus, bei Epilepsie, Athetose, Niereninsuffizienz, Magen-Darm-Blutungen
NW	selten: ZNS-Störungen, dyskinetische Syndrome (Antidot Biperiden), bei KK Gefahr von Methämoglobinämien
Tipp	3 Tage vor TRH-Test Motilium absetzen

Dopamin

Dopamin Carino, Dopamin Fresenius

Darreichungsform

Injektionslösung	50 mg in 5 ml
	200 mg in 5 ml
	250 mg in 50 ml

Indikation

Kreislaufstabilisierung bei Schock, Hypotension, prärenales Nierenversagen

Dosierung

Arterielle Hypotension	2–10(–20) µg/kg/Min.
Nierendosis	3–5 µg/kg/Min.

Tipps & Tricks

KI	akrale Durchblutungsstörungen, Thyreotoxikose, Phäochromozytom, Hypertension, Tachyarrhythmien, Engwinkelglaukom, Elektrolytentgleisungen, Cor pulmonale
NW	Muskeltremor, Unruhe, Schwitzen, gastrointestinale Symptome, ventrikuläre Rhythmusstörungen

Cave!
- vor Anwendung Hypovolämie ausgleichen!
- Wirkungsverstärkung von Atropin und Glykosiden
- Inaktivierung durch alkalische Lösungen
- möglichst über ZVK geben
- Verminderung der Nierenperfusion bei Dosis über 20 µg/kg/Min.

Neonatologie:
- 14, 4 × kg KG in mg auf 24 ml Trägerlösung (z. B. Glukose 5 %)
- 0,1 ml/h am Perfusor = 1 µg/kg/Min. bzw.
- 1,0 ml/h am Perfusor = 10 µg/kg/Min.

Doxycyclin

Doxy, Doxycyclin (Generika), Doxyderma, Doxy M-ratiopharm, Ligosan

Darreichungsform

Tabletten/Kapseln	40/50/100/200 mg
Injektionslösung	100 mg in 5 ml
Gel zur Anwendung am Zahnfleisch	

Indikation

Tetrazyklinantibiotikum zur Behandlung von älteren Kindern (> 8 J.) und Jugendlichen, v. a. bei Mykoplasmen- und Chlamydien-Pneumonien, orale Lokalbehandlung bei Parodontitis, Borreliose im Jugend- und Erwachsenenalter

Dosierung

Kdr. 8–12 J.	initial 4 mg/kg/d p. o. oder i. v. in 1–2 ED, dann Fortführung mit 2 mg/kg/d in 1–2 ED an den folgenden Tagen; max. Dosis: 200 mg/d
Jgdl./Erw.	200 mg/d p. o. oder i. v. in 1–2 ED, bei leichteren Infektionen nach dem 1. Tag Fortführung mit 100 mg/d

Tipps & Tricks

KI
- Überempfindlichkeit gegen Tetrazykline, schwere Leberfunktionsstörung, Niereninsuffizienz, Myasthenia gravis
- Kinder < 8 J.: Ausnahme nur bei vitaler Indikation

NW
- häufig: Erbrechen, Fettstühle, Hautreaktionen, Fotosensibilisierung, UV-Exposition vermeiden
- selten: reversible Knochenwachstumsverzögerung, intrakranielle Drucksteigerung (Pseudotumor cerebri), irreversible Zahnverfärbung und Zahnschmelzschädigung bei Kindern

WW verstärkte Wirkung von Antikoagulanzien

Tipp
- verminderte enterale Resorption durch Milchprodukte,
- Störung des Nachweises von Harnzucker, Eiweiß und Katecholaminen im Urin
- bei Übelkeit in 2 ED nehmen

E

Eisen (Fe^{++})

Ferinject, Fermed, Floradix, Eisentabletten-ratiopharm, Eisensulfat Eryfer 100, duodenal, Ferrlecit, Ferrlecit 2, ferro sanol, Ferrum Hausmann, Ferrum Verla, Ferrogamma Haemoprotect, Kendural C, Plastufer, Rulofer N, Tardyferon, Venofer

Darreichungsform (Menge an Eisen[II])

Saft	81,75 mg in 100 ml, 5 mg/ml
Sirup	50 mg in 5 ml
Tropfen	30/50 mg in 1 ml = 20 Trpf.
Dragees	40 mg
Kapseln	50/55/60/80/100 mg
Retardtabletten	80/100/105 mg
Tabletten	35/50/95,2/100/
Brausetabletten	80,5 mg
Injektionslösung	100 mg in 2 ml, 40 mg in 3,2 ml, 62,5 mg in 5 ml, 100 mg in 5 ml

Indikation

Eisensubstitution bei Eisenmangel, Prophylaxe und Therapie der Eisenmangelanämie und Frühgeborenenanämie

Dosierung

Prophylaxe	2 mg/kg/d oral in 3–4 ED bei FG ab 6. LW bis Ende 1. LJ		
Therapie	Richtdosis	5–6 mg/kg/d oral in 3–4 ED	
Oral	Bsp. ferro sanol (30 mg in 1 ml)	2 kg KG	2–4 × 2 Tropf.
		3 kg KG	2–4 × 3 Tropf.
		4 kg KG	2–4 × 4 Tropf.
		5 kg KG	2–4 × 5 Tropf.
		10 kg KG	2–4 × 10 Tropf.
		Erw.	4–6 × 35 Tropf. Erhaltung 1–2 × 35 Tr.
Parenterale Therapie (nur bei Resorptionsstörungen oder schwerer enteraler Unverträglichkeit)	Berechnung der Menge	mg Eisen = kg KG × Hb-Defizit × 2,5 (+ 50 % zusätzlich zur Auffüllung der Depots)	
	i. m./i. v.-Gabe (1 ED)	max. 100 mg/ED Beginn mit kleinen Dosen: 0,5 mg/kg/d 1–2 × tägl., steigern um 2 mg/kg/d bis zum Erreichen der Gesamtmenge von 5–6 mg/kg/d	

Tipps & Tricks

KI Eisenkumulation, z. B. Hämochromatose, Eisenverwertungsstörungen

NW
- häufig: gastrointestinale Beschwerden, Diarrhö, Obstipationen, Sodbrennen, Erbrechen, Nausea
- Die Häufigkeit der NW nimmt mit steigender Dosis zu.
- Eine auftretende dunkle Verfärbung des Stuhls kann auf den Eisengehalt zurückzuführen sein und ist unbedenklich.

INTOX Antidot Desferal (bei Kindern bis 5 g)

Cave!
- mit Mahlzeit, z. B. in Orangensaft, aber nicht mit Milch oder Schwarztee verabreichen
- tiefe i. m.-Injektion nötig, Z-Stich-Technik, NaCl 0,9 % nachspritzen, um irreversible Hautverfärbung zu vermeiden

Tipp orale Therapie nach Erreichen der normalen Hb-Konzentration über weitere 2–3 Mon. fortsetzen zur Auffüllung der Depots
- bevorzugt zweiwertiges Eisenpräparat verwenden, da bessere Resorption

AWMF Leitlinie Eisenmangelanämie (S1)

E

Enalapril

Benalapril, Corvo, Enalagamma, EnaHexal, Enalapril, Xanef, Xanef Cor

Darreichungsform

Tabletten 2,5/5/10/20 mg

Indikation

Hemmung des Angiotensin-converting-Enzyms, Antihypertensivum, frühzeitiger Einsatz bei Herzinsuffizienztherapie

Dosierung

Oral	Richtdosis: 0,06–0,3 (0,6) mg/kg/d in 1–2 ED einschleichend dosieren mit 2 × 0,03 mg/kg/d, alle 1–2 (–3) Wochen steigern Höchstdosis 40 mg/d	
Richtdosis	20–50 kg	2,5 mg (max. 20 mg/d)
	> 50 kg	5 mg (max. 40 mg/d)

Tipps & Tricks

s. Captopril

Enoxaparin, Dalteparin

Clexane (Enoxaparin), Fragmin (Dalteparin), Klexane, Lovenox (Enoxaparin)

Darreichungsform

Fertigspritzen	2.000 IE = 20 mg/0,2 ml (Enoxaparin) 4.000 IE = 40 mg/0,4 ml (Enoxaparin) 6.000 IE = 60 mg/0,6 ml (Enoxaparin) 8.000 IE = 80 mg in 0,8 ml 10.000 IE = 100 mg in 1ml
Injektionslösung	1 ml enthält 100 mg Enoxaparin-Natrium (entsprechend 10.000 IE Anti Xa)

Indikation

Therapie tiefer Venenthrombosen mit und ohne Lungenembolie neonatal und im Kindesalter, Reokklusionsprophylaxe, Thromboseprophylaxe, Gerinnungshemmung bei extrakorporalem Kreislauf während Hämodialyse (Off-Label)

Dosierung

		Clexane	Anti Xa/Fragmin
Therapie tiefer Venenthrombosen mit und ohne Lungenembolie	neonatal	1–2 mg/kg KG s. c. 2 × tägl.	80–100–200 IE/kg/d s. c. in 1–2 ED
	FG	2 mg/kg KG s. c. 2 × tägl.	50–100 IE/kg
	Zielspiegel	• 0,4–0,6 E/ml prophylaktisch • 0,6–0,8 E/ml therapeutisch	
	Behandlung bis zum Erreichen einer stabilen INR zwischen 2 und 3 durch überlappende Gabe von oralen Antikoagulanzien (z. B. Marcumar®)		

		Clexane	Anti Xa/Fragmin
Prophylaxe bei Jugendlichen ab Tanner II mit Immobilisation	Geringes bis mittleres Thromboserisiko (z.B. Bandruptur Sprunggelenk)	Enoxaparin 20 mg 1×/d s.c.	
	Hohes Risiko (z. B. beckennahe Fraktur)	Enoxaparin 40 mg 1×/d s.c.	

E

Tipps & Tricks

KI Überempfindlichkeit gegen Enoxaparin-Natrium, Heparin oder Heparin-Abkömmlinge, einschließlich anderer niedermolekularer Heparine
bei therapeutischer Dosierung: Z. n. Verletzungen oder Operationen am ZNS, Auge oder Ohr innerhalb der letzten 6 Wochen oder gleichzeitiger Spinal-, Peridural-, Epiduralanästhesie oder Lumbalpunktion

NW
- Heparininduzierte Thrombozytopenie (HIT), siehe HEPARIN (unfraktioniert, UFH)
- häufig: Transaminasenanstieg
- gelegentlich: Gewebsreaktionen an der Injektionsstelle
- selten: Haarausfall, Pruritus, GI-Nebenwirkungen, BB-Veränderung, RR-Abfall

WW Wirkungsverstärkung durch NSAR

Cave! nicht i. m. injizieren

Epinephrin (Adrenalin)

Adrenalin/Epinephrin, Fastjekt, Adrenalin 1 : 1.000, 1 : 10.000, Anapen, Emerade, InfectoKrupp Inhal, Suprarenin

Darreichungsform

Fertigpen	150 µg/300 µg/500 µg	
Fertigspritze	0,5/1 mg in 1/2 ml, 10 ml	1 : 10.000 verdünnt
Ampulle	1 mg/1 ml, 25 mg/25 ml	
Verneblerlösung	40 mg in 10 ml	1 Hub 0,56 mg

Indikation

Kardiopulmonale Reanimation, Pseudokrupp, β-Rezeptorenstimulation, Vasokonstriktion

Dosierung

Kardiopulmonale Reanimation	0,1 ml/kg/ED = 0,01 mg/kg/ED i. v., i. o. (= 1 : 10.000)
β-Rezeptorenstimulation bei Bradykardie	< 0,3 µg/kg/Min. über Perfusor
Vasokonstriktion bei Hypotonie und Kreislaufinstabilität	0,01–0,3(–0,5) µg/kg/Min. über Perfusor
Pseudokrupp	• 2 ml (Adrenalin 1 : 1.000) auf 2 ml NaCl im Pariboy vernebeln • InfectoKrupp Inhal: 7–14 Hübe (1–2 ml) entspr. 4–8 mg Epinephrin im Vernebler oder 2 Hübe direkt in den Rachen, je nach Klinik wiederholen (Cave Tachykardie)
Anaphylaxie	0,01 mg/kg i.m. ≙ 0,1 ml pro 10 kg KG unverdünnt i.m.

Tipps & Tricks

NW häufig: Palpitationen, Tachykardie, Schwitzen, Übelkeit, Erbrechen, Atembeschwerden, Hautblässe, Schwindel, Schwäche, Tremor, Kopfschmerzen, Benommenheit, Nervosität, Angstgefühle, Kältegefühl an den Extremitäten

Cave! Ampulle i. v. oder i. o. immer 1 : 10 verdünnen (= 1 : 10.000)

Tipp
- bei intratrachealer Gabe bis zu 10-fache Dosissteigerung möglich: 0,1 mg/kg Flush mit 5 ml NaCl 0,9 % über 5 Atemhübe
- Alternative zu Adrenalin-Inhalation bei Pseudokrupp: Epinephrin (InfectoKrupp Inhal®-Lösung)

E

- **Neonatologie:** 1,44 × kg KG in mg auf 24 ml Trägerlösung (z. B. Glukose 5 %);
  1,0 ml/h am Perfusor = 1 µg/kg/Min.,
  10,0 ml/h am Perfusor = 10 µg/kg/Min.
- **Reanimation:** Ampulle 1 mg/1 ml mit 9 ml NACL 0,9 % verdünnen → 10 ml Adrenalin in einer Verdünnung von 1 : 10.000;
  davon: 0,1 ml/kg (1: 10.000) i. v.
  NG 1 ml Spritze, Sgl. 2 ml Spritze, Kdr./Jgdl. 10 ml Spritze

Erythromycin

Aknefug, Aknemycin, Erycinum, Erythro-CT, Erythrocin, Erythromycin, Infectomycin, Paediathrocin, Sanasepton

Darreichungsform

Verschiedene Topika, Salben, Sprays, Gele	
Tabletten	500 mg
Granulat Dosierbriefchen	500/1.000 mg
Saft	100/200/400/600 mg in 5 ml
Trockensubstanz zur Infusion	500/1.000 mg

Indikation

Topisch, oral und parenteral anwendbares Makrolidantibiotikum

Dosierung

Sgl. 3–12 Mon.	30–(50) mg/kg/d p. o. in 2 ED
Kdr. 1–12 J.	30–(50) mg/kg/d p. o. in 2 ED (Erythromycinstearat: 25 mg/kg/d p. o. in 3 ED)
	20–50 mg/kg/d i. v. in 4 ED
Jgdl./Erw.	1,5 g (bis max. 2–4) g/d p. o. in 2 ED
	1,25–3 g-(max. 4 g)/d i. v. in 4–6 ED

Tipps & Tricks

KI Überempfindlichkeit gegen Makrolidantibiotika, gleichzeitige Anwendung von Mutterkornalkaloiden (verstärkte Vasokonstriktion), schwere Lebererkrankungen, höhergradige Niereninsuffizienz

NW
- häufig: gastrointestinale Störungen (insbesondere Diarrhöen), Übelkeit, Erbrechen, Transaminasenanstieg
- gelegentlich: Exanthem, Juckreiz, Nesselsucht, Gelenkschwellungen
- selten: cholestatische Hepatitis, ZNS-Störungen, vereinzelt Hörstörungen, BB-Veränderungen, Überempfindlichkeitsreaktionen, venöse Reizerscheinungen bei i. v.-Infusion

WW erhöht Theophyllin- und Digitaliskonzentration!

Tipp
- i. v.-Gabe als langsame Kurzinfusion vermindert Phlebitishäufigkeit
- bei Übelkeit und Erbrechen 1–2 mg/kg Vomex (s. Dimenhydrinat) langsam vorspritzen
- Erythromycinestolat besser verträglich

Etanercept

Benepali, Enbrel

Darreichungsform

10 mg/ml, 25 mg/ml, 50 mg/ml Fertigspritze

Indikation

Aktive polyartikuläre juvenile chronische Arthritis nach Versagen einer MTX-Therapie (s. u.); Empfehlungen der Arbeitsgemeinschaft Kinder- und Jugendrheumatologie zur Therapieindikation:

a. gesicherte Diagnose einer Polyarthritis bei systemischem Beginn (Typ I), seronegative Polyarthritis, seropositive Polyarthritis, Oligoarthritis mit Übergang in eine Polyarthritis
b. aktive Erkrankungsphase, d. h. 5 Gelenke beteiligt mit Schmerzen, Schwellung und einer Bewegungseinschränkung von mind. 3 Gelenken
c. Erkrankung ist refraktär gegenüber einer Kombinationstherapie aus einem NSAR und MTX (10 mg/m^2) über ausreichenden

Zeitraum (i. d. R. 6 Monate) und einem weiteren Basismedikament

d. humorale Entzündungsaktivität deutlich erhöht (BSG > 30 mmHg, CRP ca. 30 mg/l)

e. Begleitmedikation mit NSAR, niedrig dosiertem Kortison, aber keine anderen Basismedikamente außer niedrigdosiertem MTX

E

Dosierung

0,4 mg/kg KG (bis max. 25 mg) 2 × wöchentlich im Abstand von 3–4 Tagen

Tipps & Tricks

KI
- akute oder chronische Infektionen
- Lymphome, lymphoproliferative Erkrankungen, Tumoren
- Hepatitis B, C, andere chronische Viruserkrankungen
- postoperativ (Pause bis zur Wundheilung)
- BB-Störung

NW breites Nebenwirkungsprofil:
- sehr häufig: Infektionen der oberen Atemwege, Bronchitis, Zystitis, Hautinfektionen
- häufig: Lokalreaktionen an Einstichstelle, Fieber, Pruritus
- generell erhöhtes Risiko lokaler und systemischer bakterieller Infektionen
- allergische bis anaphylaktische Reaktionen
- Störung des hämatopoetischen Systems

Tipp Abbruchgründe: Lupus-like Syndrom, mangelnder Therapieerfolg nach 3 Monaten Therapie

AWMF aktualisierte, interdisziplinäre S2-Therapieleitlinie der Juvenilen Idiopathischen Arthritis (2. Auflage)

Ethambutol

EMB-Fatol, Myambutol

Darreichungsform

Tabletten	100/400/500 mg
Injektionslösung	1.000 mg in 10 ml

Indikation

Tuberkulostatikum (schlechte Liquorgängigkeit)

Dosierung

Oral	Richtdosis	850 mg/m² KOF
	0–5 J.	30 mg/kg/d in 1 ED morgens
	> 5 J.	25 mg/kg/d in 1 ED morgens
	max.	1,75 g/d
i. v. oder i. m.	Dosisreduktion auf 20–25 mg/kg/d	

Tipps & Tricks

KI Vorschädigung des Nervus opticus, relative KI bei Kindern < 3 J. wegen Schwierigkeit der Visus- und Farbenprüfung

NW häufig: reversible Harnsäureanstiege im Serum, Neuropathien des ZNS: Schwindel, Kopfschmerzen, Verwirrtheitszustände, Halluzinationen, Schwächegefühl

Cave! Vor Therapiebeginn ophthalmologischer Ausgangsbefund, dann einmal pro Monat Visus, Gesichtsfeld, Farbensehen testen

Ethosuximid

Ethosuximid-neuraxpharm, Petnidan, Suxilep

Darreichungsform

Saft 250 mg in 5 ml
Kapseln 250 mg
Tropfen 500 mg/g Tropfen

Indikation

Antiepileptikum bei Absencen, myoklonischer Epilepsie, myoklonisch-astatischen Anfällen, Angelmann-Syndrom

Dosierung

Initial	Kdr. u. Erw.	5–10 mg/kg/d in 1–3 ED; in Abständen von 4–7 d Dosissteigerung um 5 mg/kg bis zur Erhaltungsdosis
Erhaltungsdosis	Sgl.	20–40 mg/kg/d in 1–2 ED 2 × 1 ml bis 2 × 2 ml Saft
	2–5 J	500–1.000 mg in 2 ED 2 × 5 ml bis 2 × 10 ml Saft
	6–9 J.	500–1.000 mg in 2 ED 2 × 5 ml bis 2 × 10 ml Saft
	> 9 J.	1.000–2.000 mg in 2 ED 2 × 2 – 2 × 4 Kps.
Absencen	15–30 mg/kg/d in 2–3 ED	
Juvenile myoklon. Epilepsie	15 mg/kg/d	
Angelmann-Syndrom	20 mg/kg/d in 2–3 ED	

Tipps & Tricks

KI Überempfindlichkeit gegen Succinimide, Porphyrie,

NW
- sehr häufig: gastrointestinale Störungen
- häufig: Lethargie, Zurückgezogenheit, schwere Kopfschmerzen, Ängstlichkeit, Schlaf- und Appetitstörungen, Gewichtsverlust, Diarrhö, Obstipation sowie Ataxie
- selten: BB-Veränderungen

Tipp wegen häufiger gastrointestinaler Beschwerden nach dem Essen einnehmen

SPS 40–80 (–100) µg/ml

Etilefrin

Bioflutin, Effortil, Etilefrin, Thomasin

Darreichungsform

Tropfen 5/7,5/15 mg in 1 ml
Tabletten 5/10/25 mg

Indikation

Antihypotensivum

Dosierung

Richtdosis	KK	0,36 mg/kg/d
	SK, Jgdl. und Erw.	0,15 mg/kg/d
Bsp. Effortil® (oral)	< 2 J.	3 × 2–5 Tropf./d
	2–6 J.	3 × 5–10 Tropf./d 3 × ½–1 Tabl.
	> 6 J.	3 × 10–20 Tropf./d 3 × 1–2 Tbl./d

Tipps & Tricks

KI sämtliche kardiovaskulären Grunderkrankungen, die mit Hypertonie einhergehen können (Klappenfehler, HOCM, Myokarditis), Tachyarrhythmien, Kreislaufregulationsstörungen mit hypertoner Reaktion im Stehtest

NW Muskeltremor, Schlaflosigkeit und Unruhe, Kopfschmerzen, gastrointestinale Beschwerden, Herzklopfen, hypertone Reaktionen

Tipp
- vor Anwendung möglichen Volumenmangel als Ursache der Hypotonie ausschließen
- keine Dauermedikation, Krankheitswert der Hypotonie ist umstritten

Etomidat

Etomidat-Lipuro, Hypnomidate

Darreichungsform

Emulsion 2 mg in 1 ml
Injektionslösung 2 mg in 1 ml

Indikation

Intravenöses Kurzhypnotikum, Ultima Ratio bei therapierefraktärem Status epilepticus

Dosierung

i.v.	0,15–0,3 (–0,4) mg/kg/ED	
Zur Intubation	0,2 mg/kg KG = 1 ml/10 kg KG i.v.	
Zur Intubation	< 10 J.	max. 0,5 mg/kg KG
Zur Intubation	> 10 J.	max. 0,3 mg/kg KG
Akutmedikation bei Status epilepticus nach Vorgabe einer niedrigen Diazepam-Dosis	0,3 mg/kg/ED schnell in 10 Sek. injizieren (evtl. 2–3 × repetitiv)	

Tipps & Tricks

KI NG und Sgl. bis zu 6 Mon. als relative KI

NW Hemmung der köpereigenen Steroidsynthese (keine langfristige Infusion!), Myoklonien, kurzfristige Apnoen, gelegentlich Übelkeit, Erbrechen, Husten, Singultus, heftige Schmerzen bei Paravasat

Cave!
- nur in Intubationsbereitschaft verwenden!
- intraarterielle Injektionen unbedingt vermeiden!
- Etomidat hat keine analgetische Wirkung, Opiod dazugeben, wie z. B. Fentanyl!

- Ampulle 20 mg/10 ml = 2 mg/ml
- 0,2 mg/kg = 0,1 ml/kg i.v.

Faktor VIII

Advate, Beriate P, Faktor VIII SDH INTERSERO, Fanhdi, Haemate P, Haemoctin SDH, Helixate, Immunate STIM plus, Kogenate, Octanate, Recombinate, ReFacto, Wilate

Faktor IX

BeneFix, Immunine, Mononine, Octanine, Betafact, Haemonine

Darreichungsform

Faktor VIII (z. T. auch mit vWF:RCo)

Trockensubstanz zur Infusion	250/450/500/900/1.000/1.500/2.000/3.000 IE

Faktor IX

Trockensubstanz zur Infusion	250/300/500/600/1.000/1.200 IE

Indikation

Substitutionstherapie bei Hämophilie A (Faktor VIII), VWJ-Syndrom und Hämophilie B (Faktor IX)

Dosierung

	Hämophilie A	Hämophilie B
Dauersubstitution	20–30 IE/kg 3 ×/Woche i. v. oder s. c. s. Fachinfos	20–30 IE/kg 3 ×/Woche i. v. oder s. c. s. Fachinfos

F

		Hämophilie A	Hämophilie B
Notfalltherapie	Richtdosis	1 IE F VIII/kg erhöht den Spiegel um 1,5–2 % HWZ: 8–12 h	1 IE F IX/kg erhöht den Spiegel um 1,0 % HWZ: 12–24 h
	Berechnung	Substitutionsdosis = erwünschter Faktorspiegel × kg KG × 0,6	Substitutionsdosis = erwünschter Faktorspiegel × kg KG × 1
		Der jeweils errechnete Wert wird auf die nächsthöhere Packungsdosis aufgerundet.	

Dosierungsrichtlinien

Blutungsart	Therapeutisch notwendiger Mindestspiegel %	Initialdosis F VIII (IE/kg)	Initialdosis F IX (IE/kg)	Therapiedauer (bei tägl. Gabe)
Leicht: oberflächliche Blutung, beginnende Gelenk- oder Weichteilblutung	20–30	15–20	20–30	(24–)48–72 h
Mittel: Hämarthros, Weichteil- und Muskelblutung, kleine OPs	30–50	25–40	40–60	72–96 h
Schwer: schwerer Unfall, innere und ZNS-Blutungen, Frakturen, Operationen	> 60	50–70	80–100	4–14 d, b. Bed. länger

Tipps & Tricks

KI Verbrauchskoagulopathie

NW Hypervolämie, Hämolyse, allergische Reaktionen, Fieber, Infektionsübertragung

Cave! Bildung von Hemmkörpern (Antikörper gegen Faktor VIII/ Faktor IX), dann z. B. Einsatz von Spezialpräparaten FEIBA®

Fenoterol

Berotec

Darreichungsform

Dosieraerosol 100 µg/Hub

Indikation

Antiasthmatikum, Bronchospasmolytikum (β_2-Sympathomimetikum)

Dosierung

Akuttherapie	ab 6 J.	1–2 Hübe Berotec alle 4–6 h
Dauerbehandlung	ab 6 J.	3–4 × 1–2 Hübe; Gesamttagesdosis: max. 8 Hübe, mit antientzündlicher Dauertherapie kombinieren!

Tipps & Tricks

KI schwere Hyperthyreose, hypertrophe obstruktive Kardiomyopathie, Phäochromozytom, Engwinkelglaukom

NW häufig: Tachykardie, Tremor, Schwindel, Kopfschmerzen, gelegentlich Hypoglykämie

Tipp mit antiinflammatorischen Substanzen, z. B. Steroiden/ Leukotrienantagonisten kombinieren

AWMF Nationale Versorgungsleitlinie (NVL) Asthma bronchiale Langfassung 2. Auflage

Fentanyl

Abstral, Durogesic, Effentora, Fentadolon, Fentanyl, Instanyl, Matrifen, PecFent

Darreichungsform

Membranpflaster	12/25/37,5/50/75/100/150 µg/h Wirkstofffreisetzung
Injektionslösung	0,05 mg in 1 ml 1 mg 0,1 mg in 2 ml 0,5 mg in 10 ml 2,5 mg in 50 ml
Sublingualtabletten	100/200/300/400/600/800 µg 67/133/267/533 µg
Lutschtabletten	200/400/600/800/1.200/1.600 µg
Nasenspray	100/400 µg

Indikation

Neuroleptanalgesie, Kombinationsnarkose, Analgesie bei Durchbruchsschmerzen in der Onkologie

Dosierung

i. v.	**Narkose/Anästhesie**	Einleitung mit 2–3–5(–max. 10) µg/kg
	Analgesie/Sedierung (z. B. Kurzeingriffe, Beatmung)	• Einleitung mit 0,5–2–5–(10–12,5) µg/kg (max. 200 µg) als ED; je nach Wirkung und Alter • bei Bedarf Wiederholung alle 4–6 h • alternativ: anschließend Dauerinfusion mit 2–10 µg/kg/h in Glukose 5%
Matrixpflaster		bei Kindern > 2 J. individuell eintitrieren, aber nur wenn vorher schon mit 30 mg Morphinäquivalent oral behandelt wurde

Tipps & Tricks

KI intraoperative Herdlokalisation bei Epileptikern (unter Fentanyl EEG-Veränderungen!), Opioidabhängigkeit, Störung des Atemzentrums, Hypotension bei Hypovolämie, akute Gallenkolik, Phäochromozytom, Pankreatitis

NW ZNS-Beschwerden, Dysgeusie, Flush, Pruritus, Hyperhidrosis, Hitzewallungen, Epistaxis, Nasenbeschwerden, Rachenreizung, gastrointestinale Störungen, Miosis, Mundtrockenheit, Hypotension, Bradykardien, Obstipation, Schwitzen, Pruritus, Atemdeprssion, Bronchospasmus, Blasenentleerungsstörung

Cave!
- Harnverhalt bei Dauerinfusion, Blasenkatheter legen!
- Gefahr des Opiatentzugs nach Langzeittherapie
- Halbwertszeit: Frühgeborene: 18 h, Reifgeborene: 5 h
- Neonatologie: Vorsicht Bronchospasmus (Tidalvolumen beachten) und arterielle Hypotension (Volumenstatus beachten)

Tipp Antagonisierung mit Naloxon, Aufhebung der Bradykardien durch Atropin

Ampulle 0,5 mg/10 ml = 50 µg/ml
Aufziehen: 1 ml + 9 ml G5 % = 5 µg/ml
- **NG und Sgl.:** verdünnt (5 ml Spritze):
  2–5 µg/kg = 0,4–1 ml/kg (1 : 10) i. v.
  Alternative: bei Kdr. und Jgdl. PUR (50 µg/ml) aufziehen
- **Kinder und Jgdl.:** PUR (10 ml Spritze):
  2–5 µg/kg= 0,04 ml–0,1 ml/kg i. v.

Fresh Frozen Plasma (FFP)

Darreichungsform

Rasch tiefgefrorenes Plasma einer Vollblutspende, das mindestens 4 Mon. quarantänegelagert wurde und auf alle Infektionsmarker (Hbs-Ag, HIV I und II, HCV-Ak, TPHA) untersucht wurde. Volumen: 290 ± 30 ml

Indikation

- Substitution von Gerinnungsfaktoren bei Schock, Hypovolämie, Verbrauchskoagulopathie mit disseminierter intravasaler Gerinnung (DIC), akuter schwerer Leberinsuffizienz
- Komplementsubstitution

Dosierung

initial 10–15 ml/kg als i. v. Infusion über 4–6 h
danach 10 ml/kg alle 12 h (Dosiseinstellung durch PT und PTT)

Tipps & Tricks

NW Infektionsrisiko prinzipiell vorhanden, ähnlich Bluttransfusion, Hypervolämie mit Gefahr der Hirnblutung

Tipp nach Auftauen (ca. 20 Min.) möglichst sofort transfundieren (spätestens innerhalb von 6 h)
1 ml FFP enthält 1 IE Antithrombin III
als Volumenersatz besser 5 % Serumalbumin benutzen, da geringeres Risiko einer Virusübertragung

Flucloxacillin

Fluclox Stragen, Flucloxacillin Altamedics, Staphylex

Darreichungsform

Kapseln	250 mg/500 mg
Trockensubstanz zur Infusion	250/500/1.000/2.000 mg

Indikation

Penicillinasestabiles „Staphylokokkenpenicillin“

Dosierung

NG < 1. LW	40–50 mg/kg/d i. m., i. v. in 3 ED
NG > 1. LW	50–(100) mg/kg/d i. m., i. v. in 3 ED

Sgl. 3–12 Mon.	40–100 mg/kg/d i. v. in 3–4 ED
Kdr. 1–12 J.	1–3 g p. o. in 3–4 ED
	2–6 g i. v. in 3–4 ED
Jgdl./Erw.	3–4 (bis max. 8) g/d p. o. in 3 ED
	3 bis max. 8 g/d i. m., i. v. in 3–4 ED

Tipps & Tricks

KI s. Penicillin

NW s. Penicillin, zusätzlich nach längerer Therapie Transaminasenanstieg, Kernikterusgefahr durch Verdrängung des Bilirubins aus der Albuminbindung, lokale Thrombophlebitis

Fluconazol

Diflucan, Flucobeta, FlucoDerm, Fluconazol, FlucoLich, Flunazol, Fungata

Darreichungsform

Saft/Trockensaft	50 mg in 5/10 ml, 10 mg/ml
Kapseln	50/100/150/200 mg
Infusionslösung	100/200/400 mg
	2 mg/ml

Indikation

Antimykotikum (Kandida, Kryptokokken)
Therapie der Nagelmykose

Dosierung

p. o. oder i. v. (Kurzinfusion über 30 Min. [max. 10 ml/Min.])		
Oberflächliche Schleimhautkandidosen	1–2–(max. 3) mg/kg/d in 1 ED	
Systemische Infektion (gute Liquorgängigkeit)	FG < 1.500 g	• 5 mg/kg/d alle 3 Tage für 2 Wochen • dann 4–6 mg/kg/d in 1 ED

	Sgl. und Kdr.	4–6–(max. 12 mg)/kg/d
	Jgdl.	400–800–(max. 1600) mg/d in 1 ED

Tipps & Tricks

KI für Kinder < 1 J. formal nicht zugelassen, schwere Leberfunktionsstörungen

NW
- häufig: Gastrointestinale Symptome, Exantheme
- selten: Stevens-Johnson-Syndrom, Neuropathien
- gelegentlich: Hepato- und Hämatotoxizität

Cave! Candida glabrata, C. parapsylosis und C. krusei sowie Aspergillus sind resistent

Tipp BB, Transaminasen vor Therapiebeginn und im Verlauf z. B. nach 4 Wochen

Flucytosin

Ancotil

Darreichungsform

Infusionslösung 2,5 g in 250 ml

Indikation

Antimykotikum bei generalisierter Kandidose, Kryptokokkose, Chromoblastomykose

Dosierung

i. v. (als Kurzinfusion)	
FG u. NG	50–100 mg/kg/d in 2 ED
Kdr. u. Erw.	• 100–150 mg/kg/d in 4 ED alle 6 h • max. Tagesdosis: 8 g • Behandlungsdauer: 2–4 Wo. bei Kandidose, 6–10 Wochen bei Kryptokokkose, 6–12 Monate bei Chromoblastomykose

Tipps & Tricks

NW
- häufig: gastrointestinale Symptome
- selten: allergische Reaktionen, Exantheme, Hepato-, Hämato- und Kardiotoxizität, Krämpfe

WW schwere Nebenwirkungen v. a. in Kombination mit Amphotericin B und potenziell nephrotoxischen Substanzen

Cave!
- Therapieüberwachung durch regelmäßige Laborkontrollen (BB, Transaminasen, Kreatinin, Elektrolyte), Steady-State-Serumspiegel: 35–70 µg/ml
- bei Niereninsuffizienz Dosisreduktion notwendig (zwischen 20–50 % der Normaldosis, je nach Reduktion der glomerulären Filtrationsrate)
- FG: Zufuhr relativ hoher Natrium- und Flüssigkeitsmenge bei Gabe als Kurzinfusion

Tipp häufig Primärresistenz bei Kandida oder Sekundärresistenz bei Monotherapie, daher besser in Kombination v. a. mit Amphotericin B einsetzen (synergistische Aktivität)

F

Fludrokortison (9-α-Fluorokortisol)

Astonin H

Darreichungsform

Tabletten 0,1 mg

Indikation

Mineralkortikoid, Substitution bei Morbus Addison und adrenogenitalem Syndrom mit Salzverlust

Dosierung

1.–3. Lebensmonat		0,15–3 mg/m² KOF/d
ab 4. Lebensmonat		Reduktion auf 0,05–0,1 mg/m² KOF/d
Richtdosis	**Sgl.**	0,05–0,3 mg/d in 2–3 ED
	KK	0,05–0,15 mg/d in 2–3 ED
	SK	0,1 mg/d in 2–3 ED

Tipps & Tricks

KI Hypertonie, Ödeme

NW gelegentlich: Kopfschmerzen, Ödeme und Elektrolytstörungen, v. a. bei Überdosierung, Hypertonie

Tipp bei akuter Salzverlustkrise i. v.-Gabe von Hydrokortison, da i. v.-Fludrocortison-Präparat nicht vorhanden

AWMF Nebennierenrindeninsuffizienz (S1), Adrenogenitales Syndrom mit Salzverlust (S1)

Flunarizin

Flunarizin-acis, Flunarizin CT, Flunavert, Natil-N

Darreichungsform

Kapseln 5/10 mg

Indikation

Antivertiginosum, Migräneprophylaxe, v. a. bei familiärer hemiplegischer Migräne

Dosierung

15–25 kg KG	5 mg abends in 1 ED
> 25 kg KG	10 mg abends in 1 ED

Tipps & Tricks

KI extrapyramidale Störungen, Depression

NW häufig, aber vorübergehend: Müdigkeit, Benommenheit, Gewichtszunahme, bei LZ-Anwendung gelegentlich Depressionen, extrapyramidalmotorische Störungen

Tipp
- senkt Anfallshäufigkeit der Migräne, aber nicht Dauer und Intensität
- Behandlungsdauer bei Migräne mindestens 3 Mon.
- je nach NW auch nur alle 3 Tage geben oder nach 5 Tagen 2 behandlungsfreie Tage einlegen

Fluticason

Avamys, Flutica Teva, Flutide, Flutide mite, FlutiHexal, Flutide nasal, Flutivate

Darreichungsform

Pulver zum Inhalieren, Diskus	0,05/0,1/0,25/0,5 mg in 12,5 mg Pulver
Dosieraerosol	0,05/0,125/0,25 mg pro Sprühstoß
Nasenspray	27,5 µg/50 µg/Hub
Creme	0,5 mg in 1 g

Indikation

Asthma-Therapie Stufe II und III, topische Glukokortikoidbehandlung, atop. Ekzem/Psoriasis, nasale topische Behandlung der allergischen Rhinitis (Kdr. > 4 J.), Off-Label bei eosinophiler Ösophagitis

Dosierung

Kdr. < 4 J.	2 × 2 Sprühstöße à 0,05 mg/d 2 × 1 Pulverinhalation à 0,05 mg/d (Juniorformen von Dosieraerosol, Diskus)
Jgdl. > 16 J. und Erwachsene	individuelle Dosierung bis zu einer Maximaldosis von 2 × 0,5 mg/d
Nasal	1–(max. 2) Hübe/Nasenloch morgens
Dermal	max. 1 Woche, max. 10 % KÖF
Eosinophile Ösophagitis	Off-Label 3–4 mal tägl. 1 Sprühstoß 0,25 mg verschlucken, cave Soorösophagitis!

Tipps & Tricks

s. Beclometason

Folsäure

Dreisafol, Fol inject, Folarell, Folsäure, Folsäure-Injektopas, Folsan, Folverlan, Gravi-Fol, Lafol, Rubie-Fol

Darreichungsform

Tabletten/Kapsel	0,4/5 mg
Injektionslösung	5 mg in 1 ml
	5 mg in 2 ml
	20 mg in 2 ml

Indikation

Prophylaxe und Therapie des Folsäuremangels und der damit verbundenen megaloblastären Anämie, therapierefraktäre Neugeborenenanfälle

Dosierung

Prophylaxe	0,5–1 mg/d p. o.	
	FG u. NG	1 mg/kg/Woche i. v. bei parenteraler Ernährung
Therapie (i. m., i. v., s. c., p. o.)	Richtdosis	12 mg/m² KOF oder 0,5–5 mg/d
	≤ 1 J.	0,5–5 mg/d in 1 ED
	1–6 J.	5 (–7) mg/d in 1 ED
	6–12 J.	5 (–10–20) mg/d in 1 ED
NG-Anfälle	3 mg/kg/d i. v. (Leucovorin) in 3 ED (Dauertherapie p. o.)	

Tipps & Tricks

KI megaloblastäre Anämie infolge Vitamin-B_{12}-Mangels

NW ZNS-Störungen bei hohen Dosen, Wirkungsverminderung von Antikonvulsiva

Tipp
- vor Therapie einer makrozytären Anämie Vitamin-B_{12}-Mangel ausschließen
- innerhalb von 72h ist meist eine hämatologische Antwort zu sehen, Therapiedauer 3–4 Wochen

Fosfomycin

Fosfomycin, Fosfuro, Infectofos, Monuril

Darreichungsform

Trockensubstanz zur Infusion	2,0/3,0/5,0/8,0 g
Granulat	3 g/Beutel

Indikation

Alternativantibiotikum bei β-Laktam-Unverträglichkeit bei schweren Infektionen wie Osteomyelitis, Shuntinfektionen und neonataler Sepsis/Meningitis; Einmaltherapie von Harnwegsinfektionen bei Erwachsenen

Dosierung

FG u. NG ≤ 4. LW	100 mg/kg/d i. v. in 2 ED
Sgl. 2.–12. Mon.	200–250 mg/kg/d i. v. in 3 ED
Kdr. 1–12 J.	100–200–(300) mg/kg/d i. v. in 3 ED
Jgdl./Erw.	• 6–16 (–max. 20) g/d i. v. in 2–3 ED • ab 18. J. einmalig 3 g bei HWI

Tipps & Tricks

KI Gravidität, Hypernatriämie

NW häufig: gastrointestinale Störungen, Phlebitis, passagere Erhöhung der alkalischen Phosphatase und Transaminasen, Kopfschmerzen, Natriumbelastung

Cave!
- 1 g Fosfomycin enthält 14,5 mmol Na^+!
- Serumelektrolyte bestimmen, cave Hypokaliämie

Furosemid

Furanthril, Furobeta, Furogamma, Furorese, Furosemid, Lasix, Lasix liquidum, Lasix long

Darreichungsform

Tabletten	20/40/80/125/250/500 mg
Retardkapseln	30 mg, 60 mg, 120 mg
Lösung	10 mg in 1 ml
Injektionslösung	20 mg in 2 ml 40 mg in 4 ml 250 mg in 25 ml

F

Indikation

Schleifendiuretikum, forcierte Diurese, RR-Senkung, Add-on bei Pseudotumor cerebri

Dosierung

Richtdosen	**oral**	• 1–2 (bis max. 6) mg/kg/ED alle 6–8 h • max. 40 mg/d
	i. v./i. m.	• 0,5–1 (–2) mg/kg/ED bis zu alle 3 h • max. Tagesdosis: 10–15 mg/kg
Bronchopulmonale Dysplasie		• 1–2 mg/kg/d in 3 ED • bei Bedarf Kombination mit Spironolacton 2–4 mg/kg/d
Akute Niereninsuffizienz		• 2 mg/kg/ED in 30 Min. i. v. (max. 2 × wiederholen und nicht steigern) • Neonatologie: 5–10 mg/kg/d als Dauerinfusion bis zur Überwindung der Anurie
Renale Hypertonie (z. B. bei Glomerulonephritis)		• 1,5–5 mg/kg/d p. o. in 3–6 ED • meist in Kombination mit Propranolol u./o. Nifedipin
Steroidsensibles nephrotisches Syndrom		• 2 (–5) mg/kg/d oral in 2 ED • ggf. in Kombination mit Hydrochlorothiazid 2 mg/kg/d, um durch additiven Effekt mit geringeren Dosen auszukommen
Hypertensive Krise		2–5 mg/kg/ED i. v.

Herzinsuffizienz	• oral: 2–4 mg/kg/d in 2–4 ED, individuelle Dosisfindung • i. v.: Beginn mit 0,5–1 (bis max. 6) mg/kg/ED, Dosisintervall 2 h (bis 4 h bei NG), individuelle Dosisfindung

Tipps & Tricks

KI schwere Leberfunktionsstörungen, schwere Hypokaliämie, Hyponatriämie, Hypovolämie, Sulfonamidallergie

NW
- gelegentlich: Exantheme, Schwindel, Kopfschmerzen, Sehstörungen, Ototoxizität (v. a. in Kombination mit Aminoglykosiden), Xerostomie, Elektrolytverluste (Na, K, Ca, Mg), Hyperurikämie, metabolische Alkalose
- selten: Thromboseneigung (v. a. bei nephrotischem Syndrom), Nephrotoxizität

WW verstärkte Theophyllinwirkung

Cave!
- verdrängt Bilirubin aus Eiweißbindung
- Kalziurie mit möglicher Nephrokalzinose
- kumuliert bei Anurie
- Vorsicht bei persistierendem Ductus arteriosus (PDA)
- HWZ: 45–50 Min., bei FG und NG 15–20 h!

Tipp
- Injektionslösung kann oral gegeben werden
- bei geplanter Blasenpunktion und schlechter Blasenfüllung: 0,5–1 mg/kg Lasix i. v. oder i. m. zusammen mit Flüssigkeitsgabe → nach wenigen Minuten Blase gut gefüllt!

Ampulle 20 mg/2 ml = 10 mg/ml
PUR (2 ml Spritze) 1 mg/kg = 0,1 ml/kg i. v.

Gabapentin

Gabagamma, GabaLich, Gabapentin, Gabax, Gabaliquid, Neurontin

Darreichungsform

Kapseln	100/300/400 mg
Filmtabletten	600/800 mg
Lösung zum Einnehmen	50 mg/ml

Indikation

- Zusatztherapie bei partieller Epilepsie mit oder ohne generalisierte Anfälle, die auf Standard-Antiepileptika nicht ansprechen, bei Kindern/Jgdl. > 12 Jahre
- Schmerztherapie bei diabetischer und postherpetischer Neuralgie bei Pat. > 18 J.
- neurogene Schmerzen und Dysästhesien, essenzieller Tremor, myotone Dystrophie

Dosierung

Epilepsie	**Richtdosis**	10–25–(60) mg/kg/d p. o. in 2–3 ED
	6–12 J.	• initial 10–15 mg/kg/d • Aufdosieren über 3 d auf 25–35 mg/kg/d in 3 ED, max. 50 mg/kg/d
	> 12 J.	• 1. Tag: 300 mg, 2. Tag: 600 mg in 2 ED, 3. Tag: 900 mg in 3 ED • langsam alle 2–3 Tage um 300 mg/d steigern auf maximal 1.800 mg/d in Woche 1, max. 2.400 mg/d in Woche 2 und max. 3.600 mg/d in Woche 3
Essenzieller Tremor		10–60 mg/kg/d (Off-Label)

Myotone Dystrophie	Tag 1: 10 mg/kg/d in 1 ED, Tag 2: 20 mg/kg/d in 2 ED, Tag 3: 30 mg/kg/d in 3 ED (Off-Label)
Neurogene Schmerzen	innerhalb von 3–7 d aufdosieren auf Zieldosis: 3 × 15–30 mg/kg/ED p. o.

Tipps & Tricks

KI gemischte Anfallsformen einschließlich Absencen, Niereninsuffizienz, Kdr. < 12 J., psychot. Erkrankungen, akute Pankreatitis, Erdnuss-/Sojaallergie, Galaktosämie

NW
- häufig: Benommenheit, Schläfrigkeit, Somnolenz, Schwindel, Kopfschmerzen, Schlafstörungen, Appetit- und Gewichtsschwankungen
- gelegentlich: Ödemneigung, Parästhesien, Dyspepsie, Obstipation, emotionale Instabilität, Gingivitis
- selten: Sehstörungen, BB-Veränderungen, Exantheme

WW
- bei Antazida-Gabe verminderte Bioverfügbarkeit von Gabapentin
- Wirkungsabschwächung von Kontrazeptiva
- Transaminasenanstieg bei Kombination mit anderen Antiepileptika

Tipp
- falsch positive Befunde bei Nachweis von Proteinurie
- Zulassung > 6 J. als Add-on-Therapie bei fokalen und sekundär generalisierten Anfällen
- keine Zulassung als Schmerztherapeutikum im Kindesalter
- zwischen ED nicht mehr als 12h verstreichen lassen

Gentamicin

Gencin, genta, Gentamicin, Refobacin, Sulmycin

Darreichungsform

Verschiedene Topika wie Augensalben und -tropfen, Cremes, Salben, Ketten

Injektionslösung 10/20/40/80/160/240 mg

Indikation

Aminoglykosidantibiotikum zur Kombinationstherapie bei schweren Infektionen

Dosierung

FG u. NG	5 mg/kg/d i.m., i.v. in 1–2 ED als Kurzinfusion über 30–60 Min.
Sgl. 3–12 Mon.	5–7,5 mg/kg/d i.v. in 1–3 ED als Kurzinfusion über 30–60 Min.
Kdr. 1–12 J.	5 mg/kg/d i.v. in 1–3 ED als Kurzinfusion über 30–60 Min.
Jgdl./Erw.	3–5 mg/kg/d i.m., i.v. in 1–3 ED, max. 400 mg/d als Kurzinfusion über 30–60 Min.

Tipps & Tricks

KI Vorschädigung des Vestibular- oder Cochlearorgans, terminale Niereninsuffizienz, Überempfindlichkeit gegen Aminoglykoside, Myasthenia gravis

NW
- gelegentlich: Muskelschmerzen
- selten: neuromuskuläre Blockade, Ototoxizität, Transaminasenerhöhung, Bilirubinanstieg, Nephrotoxizität, Überempfindlichkeitsreaktionen

WW
- nicht mit Penicillin oder Cephalosporin mischen (Inaktivierung)
- Vorsicht bei Anwendung mit anderen ototoxischen Medikamenten, z. B. Furosemid

Cave!
- Dosisreduktion bei Niereninsuffizienz
- Pädaudiologie nach Therapie empfehlen!

SPS Talspiegel: 0,5–2 mg/l, Spitzenspiegel: 5–10 mg/l, toxisch ab > 12 mg/l

Glukagon

GlucaGen, GlucaGen Hypokit

Darreichungsform

Trockensubstanz zur Injektion 1 mg

Indikation

Schwere Hypoglykämie bei Diabetikern unter Insulintherapie, Antidot bei Intoxikation mit β-Blockern, Behandlung des kongenitalen Hyperinsulinismus

G

Dosierung

Hypoglykämie	• 0,05–0,1 mg/kg/ED i. m., i. v./s. c. (max. 1 mg/ED) • evtl. Dosisrepetition nach 20–60 Min. • zusätzlich unbedingt Glukosezufuhr oral oder i. v. zur Auffüllung der Glukosespeicher nötig!
Symptomatische Hypoglykämie bei NG diabetischer Mütter	0,03–0,3 mg/kg/ED i. v., i. m., s. c. (max. 1 mg/ED)
Kongenitaler Hyperinsulinismus	1–(max. 4) mg/d als Dauerinfusion
β-Blocker-Intoxikation	Bolus: 0,05 mg/kg i. v., dann Dauerinfusion: 0,07 mg/kg/h
Schwere Hypoglykämie bei insulinpflichtigen Diabetikern	5–10 µg/kg/h als i. v.-Dauerinfusion

Tipps & Tricks

KI Phäochromozytom, Glukagonom, Insulinom

NW
- gelegentlich: Übelkeit und Erbrechen v. a. bei zu rascher i. v.-Injektion
- selten: allergische Reaktionen

AWMF Leitlinie Kongenitaler Hyperinsulinismus (S1)

Glyzerol

Glycilax, Milax, Nene-Lax

Darreichungsform

Suppositorien 0,5/0,75/1,0/1,5 g

Indikation

Laxans bei akuter und chronischer Obstipation, Darmentleerung vor Untersuchungen, Stuhlerweichung bei Hämorrhoiden und Analfissuren

Dosierung

Dosierung	20–30 Min. vor beabsichtigter Entleerung 1 Supp. 1–2 × tägl.
Sgl.	0,5 g/ED
KK	0,5–0,75 g/ED
SK	0,8–1,0 g/ED
Erw.	1,5–1,6 g/ED

Tricks

KI Tipps & Ileus, unklare Bauchschmerzen
NW gelegentlich: Schleimhautreizung des Enddarms

Glyzeroltrinitrat

MinitranS, NITRO Carino, Nitroderm, Nitrangin, Nitrolingual, Rectogesic

Darreichungsform

Pflaster	5/10/18/18,7/36/37,4/50 mg
Spray	0,40 mg pro Sprühstoß (0,05 ml)
Zerbeißkapseln	0,4/0,8/1,2 mg

Injektionslösung	1 mg in 1 ml
Rektalsalbe	4 mg/1 g

Indikation

Akute Linksherzinsuffizienz, hypertone Krise mit Dekompensation, erwünschte kontrollierte arterielle Hypotension, Lokaltherapie der chronischen Analfissur

Dosierung

Vorlastsenkung	0,5–1–4 µg/kg/Min.
Nachlastsenkung (cave RR-Abfall!)	4 (–max. 20) µg/kg/Min.
In der Pädiatrie nur als i. v.-Infusion über Dauerperfusor	

Tipps & Tricks

KI
- akutes Kreislaufversagen, ausgeprägte Hypotonie, toxisches Lungenödem, erhöhter intrakranieller Druck
- Vorsicht bei hypertropher obstruktiver Kardiomyopathie, Pericarditis constrictiva, Perikardtamponade, präkapillarer pulmonaler Hypertension, Aorten- oder Mitralstenose

NW
- häufig: Flush, Schwindel, Kopfschmerzen, Übelkeit, Erbrechen, Hypotension, Tachykardie
- selten: bei hohen Dosen Gefahr der Methämoglobinämie

WW Wirkungsabschwächung von Heparin

Cave! rasche Toleranzentwicklung (schon nach 8 h), daher kontinuierliche hohe Dosen vermeiden

Neonatologie: 1,44 × kg KG in mg auf 24 ml Trägerlösung, z. B. Glukose 5 %: 1,0 ml/h am Perfusor = 1,0 µg/kg/Min. (keine Verwendung von Polyvinylchlorid-Perfusionssystemen, da Wirkungsverlust durch signifikante Absorption)

Griseofulvin

Griseo CT

Darreichungsform

Tabletten 125/500 mg

Indikation

Dermatomykosen, wenn Lokaltherapie erfolglos oder nicht indiziert

Dosierung

Oral	10 (–15) mg/kg/d in 1(–4) ED mit einer fettreichen Mahlzeit oder Milch
Therapiedauer	Hautpilze: 4–8 Wo, Nagelpilze 6 (–12) Mon.

Tipps & Tricks

KI akute hepatische Porphyrien, schwere Leberfunktionsstörungen, Kollagenosen, Neugeborene

NW
- sehr häufig: Kopfschmerzen, Übelkeit, Erbrechen, Schwindel
- häufig: Unruhe, Schlaflosigkeit
- gelegentlich: Knochenmarksdepression, Fotosensibilisierung

Cave! Antikonzeption unter und bis 6 Mon. nach Therapie

H

Haloperidol

Haldol Decanoas, Haldol-Janssen, Haloperidol, Haloper-CT

Darreichungsform

Tropflösung	2/10 mg in 1 ml (= 20 Tropf.)
Tabletten	1/2/4/5/10/12/20 mg
Injektionslösung	5 mg in 1 ml
	50 mg in 1 ml
	100 mg in 1 ml

H

Indikation

Neuroleptikum, akute psychotische Symptome, Aggressionszustände, Chorea, Tic-Therapie, Antiemetikum bei Zytostatikagabe

Dosierung

Akute psychotische Symptome, schizophrene Psychosen, psychomotorische Unruhe, Autismus	Initialdosis	0,025–0,05 mg/kg/d oral	
	Erhaltungsdosis	0,08–0,2 mg/kg/d oral	
	Richtdosis	< 5 J.	0,3–1,5 mg/d in 2 ED oral
		6–15 J.	0,8–2,5 mg/d in 2 ED oral
Tic-Therapie	• initial: 0,25–0,5 mg/d in 2 ED • dann: 0,6–0,8 mg/d in 2 ED oral		
Antiemetikum bei Zytostatikagabe	Dauerinfusion: 0,005–0,025 mg/kg/h über 24 h i. v.		

Tipps & Tricks

KI Kinder < 3 J., schwere Leber- und Nierenfunktionsstörungen, prolaktinabhängige Tumoren, Phäochromozytom, schwere Hypotonie

NW
- häufig: Müdigkeit, Gedächtnisstörungen, Schwindel
- gelegentlich: Hautreaktionen, Photosensibilisierung, Lupus-like-Syndrom, Früh- und Spätdyskinesien, gesteigerte Anfallsbereitschaft
- selten: malignes neuroleptisches Syndrom, Kornea-/Linseneinlagerung, anticholinerge Wirkungen, Gewichtszunahme, Tachyarrhythmien, Asthma, Miktionsstörungen

INTOX
- Depression der Formatio reticularis, daher ist die pharmakologische Auslösung von Erbrechen unwirksam
- adrenolytische Arterienentspannung, Adrenalinumkehr (Adrenalin wirkt vasodilatierend, statt eine Vasokonstriktion zu erzeugen)
- zur Kreislaufunterstützung Noradrenalin oder Dopamin!

Cave! bei extrapyramidalen Symptomen s. Biperiden

Heparin, unfraktioniert (UFH)

Exhirud, Hepa-Gel, Heparin, Hepathromb, Thrombophob, Vetren

Darreichungsform

Salbe/Creme/Gel	30.000/50.000/60.000/150.000/180.000 IE in 100 g
Augensalbe	1.300 IE in 1 g
Injektionslösung	5.000/7.500/25.000/250.000 IE

Indikation

Antikoagulation, Lokaltherapie in der Traumatologie

Dosierung

<table>
<tr><td>Traumatologie</td><td colspan="2">Lokaltherapie von Schwellungen, Prellungen, Blutergüssen</td><td>3–4 × tägl. dick auftragen, ggf. Okklusivverband, nicht auf offene oder nässende Wunden</td></tr>
<tr><td>Augenheilkunde</td><td colspan="2">Verbrennungen, Verätzungen, konjunktivale Blutungen und Thrombosen, Keratitis filiformis und herpetica</td><td>In den ersten 48h 6 × 1 Tropf./d oder 1 cm Salbe, danach 3 × 1 Tropf. oder 1 cm Salbe tägl. nach augenärztlicher Vorschrift</td></tr>
<tr><td rowspan="4">Antikoagulation</td><td colspan="2">Low-dose-Heparinisierung</td><td>50–100–150 IE/kg/d s.c. in (2–) 3 ED</td></tr>
<tr><td rowspan="3">Vollheparinisierung (i.v.-Ther.)</td><td>Sgl.</td><td>• Bolus: 50 IE/kg i.v.
• Erhaltung: 20–25 IE/kg/h (500–600 IE/kg/d)</td></tr>
<tr><td>Kdr. > 1 J.</td><td>• Bolus: 100 IE/kg i.v.
• Erhaltung: 20–30 IE/kg/h, d. h. 250–500 (–750–1.000) IE/kg/d</td></tr>
<tr><td colspan="2">• Therapiekontrolle durch Bestimmung der PTT. Ziel: Verlängerung auf das 1,5- bis 2,5fache.
• Kontrolle 3, 6, 12, 24 h nach Beginn, dann 1–2 × tägl.
• Korrektur nach PTT-Zeit: Erhöhung/Senkung der Dosis um 50–100 IE/kg/d</td></tr>
<tr><td>Offenhalten eines ZVK bei parenteraler Ernährung</td><td colspan="3">50 (bis 100) IE/kg/d der Infusionslösung beigeben</td></tr>
</table>

Tipps & Tricks

KI

- Kontraindikation der Vollheparinisierung: Heparinallergie, einschließlich allergisch bedingter Thrombozytopenie (Typ II) auf Heparin
- akute zerebrale Blutungen
- Lumbalpunktion, Periduralanästhesie, Spinalanästhesie
- Vorsicht bei Retinopathien, erhöhter Blutungsbereitschaft

NW selten: reversibler Haarausfall, Hautnekrosen, Transaminasenerhöhung, allergische Reaktionen, Pruritus, Osteoporose bei Langzeittherapie, erhöhte Blutungsneigung

Cave! Heparininduzierte Thrombozytopenie (HIT):

- **Typ I:** nach Therapiebeginn mäßige Thrombozytopenie (100.000–150.000/µl), keine Konsequenz für weitere Therapie
- **Typ II:** 7 Tage nach Therapiebeginn oder später auftretende Thrombozytopenie, Thrombosen/Thrombembolien, Petechien, Verbrauchskoagulopathie, Nachweis von Thrombozytenantikörpern; Therapie: Präparat sofort absetzen, symptomatische Behandlung, Plasmapherese, künftig keine Heparinisierung mehr!

Tipp

- regelmäßige Thrombozytenkontrollen vor und unter Therapie, insbesondere Tag 5–14
- Antidot zu Heparin ist Protamin (1 ml neutralisiert 1.000 IE Heparin)
- Heparin kann Laboruntersuchungen verfälschen, z. B. BSG, KBR

Hydrochlorothiazid

Disalunil, Esidrix, HCT

Darreichungsform

Tabletten 12,5/25 mg

Indikation

Diuretikum, Therapie der Herzinsuffizienz, Hypertoniebehandlung, Dauertherapie bei BPD

Dosierung

Initial	0,5–2 mg/kg/d in 2 ED
Langzeitanwendung	2 (bis max. 4) mg/kg/d in 2 ED

Tipps & Tricks

KI Niereninsuffizienz, schwere Leberfunktionsstörungen, schwere Hypokaliämie, Hyponatriämie, Hypovolämie, schwere Hyperkalzämie, Sulfonamidallergie

NW
- häufig: Hypokaliämie, Hyponatriämie, Hypochlorämie
- gelegentlich: allergische Reaktionen, Hyperbilirubinämie, Thrombopenie
- selten: Hyperurikämie, Pruritus, Exantheme, Lupus-like-Syndrom, Mundtrockenheit, gastrointestinale Symptome, Obstipation, Hyperkalzämie, Hypomagnesiämie, Hyperglykämie

Tipp
- günstig: keine Kalziurie!
- günstige Kombination mit Spironolacton (3 mg/kg/d in 2 ED oral) als Kaliumsparer
- bei Langzeittherapie dem Furosemid bei allerdings geringerer diuretischer Wirksamkeit vorzuziehen
- bei älteren Kindern abendliche Gabe vermeiden, wegen möglicher Enuresis nocturna

Hydrocortison

Alfason, Colifoam, Ebenol, Fenistil Hydrocortison, Hydrocutan, Hydrogalen, Hydroson, Neuroderm akut, Hydrocort Creme, Plenadren, Postericort, Soventol HC, Systral Hydrocort

Darreichungsform

Creme, Lösung, Lotion, Salben, Rektalschaum, Augentropfen zur topischen Anwendung

Tabletten	5/10/20 mg
Infusionslösung	100/250/500/1.000 mg

Indikation

Glukokortikoidtherapie zur topischen Anwendung sowie Behandlung von NNR-Insuffizienz, AGS, hyperkalzämischer Krise, Thyreotoxikose; Notfalltherapie mit Glukokortikoideinsatz

Dosierung

Lokaltherapie bei entzündlichen, allerg. und pruriginösen Hauterkrankungen, chem./physikal. Dermatitiden		initial 2–3 × tägl. dünn auftragen, nach Besserung 1 × tägl. oder alle 2–3 d
Topische Therapie bei Colitis ulcerosa	Colifoam®	250–1.000 mg/d rektal
Substitutionstherapie bei adrenogenitalem Syndrom	Orale Dauertherapie	10–15–20 (–25) mg/m^2 KOF/d in 3 ED: • 7–8 Uhr: 50 % der Tagesdosis • 13–14 Uhr: 25 % der Tagesdosis • nach 22 Uhr: 25 % der Tagesdosis
	i. v.-Therapie	12,5 mg/m^2 KOF/d in 3 ED, evtl. höher dosieren
Nebennierenrindeninsuffizienz	Akuttherapie (Krise)	• 50–200 mg/m^2 KOF/ED sofort i. v. • dann in gleicher Dosierung als Dauerinfusion • bei anhaltendem Schock kurzfristige Dosissteigerung bis zum 5-fachen
Richtdosis	< 6 Mon.	25 mg i. v. als Bolus
	6 Mon.–6 J.	50 mg i. v. als Bolus
	> 6 J.	100 mg i. v. als Bolus
	dann im Bypass als Dauerinfusion	150 mg/m^2 KOF/d
	orale Dauertherapie	10–20 mg/m^2 KOF/d in 3 ED
Hyperkalzämische Krise	200 mg/m^2 KOF/d i. v. in 4 ED (wirkt nicht beim primären Hyperparathyreoidismus)	
Thyreotoxische Krise	3–7 mg/kg alle 4–6 h i. v.; Alternative: Dexamethason (s. dort)	

Tipps & Tricks

KI s. Dexamethason
NW s. Dexamethason
Tipp bei Kindern mit AGS besser Hydrocortison als Prednisolon wegen der zusätzlichen mineralokortikoiden Wirkung, Kombination mit Fludrocortison
AWMF Leitlinien zur Nebennierenrindeninsuffizienz (S1) und zum Adrenogenitalen Syndrom mit Salzverlust (S1)

Hydroxocobalamin (Vit. B_{12})

B_{12}-Depot-Rotexmedia, Cyanokit, Depogamma, Lophakomp B_{12} Depot, Vit. B_{12} Depot, Vit. B_{12} Depot Hervert

Darreichungsform

Ampullen	0,5/1/1,5 mg
	5.000 mg

Indikation

Vitamin-B_{12}-Mangel (funikuläre Myelose)
Antidot der Zyanidvergiftung (Cyanokit)

Dosierung

100 µg/kg/ED (max. 1 mg) i.m. für 15 Tage
dann wöchentlich oder monatlich zur Prophylaxe (Off-Label)

Antidot: keine Erfahrungen bei Kindern, Erwachsene 5 g bis max. 10 g über 15–30 Minuten

Tipps & Tricks

NW Exantheme, Hypokaliämie
Tipp tägl. Bedarf ca. 1 µg

I

Ibuprofen

Aktren, Dolgit, Dolormin, Esprenit, Ibubeta, Ibudolor, Ibuflam, Ibuhexal, Ibudlysin, Ibuprofen, Ibutop, Imbun, Nurofen, Pedea, Togal, Urem

Darreichungsform

Creme	5 g in 100 g
Gel	50 mg in 1 g
	5 g in 100 g
Suppositorien	60/75/120/150/500/600 mg
Saft	100 mg in 5 ml (2 %)
	200 mg in 5 ml (4 %)
Dragees	200/400/600 mg
Brausegranulat	200/600 mg
Tabletten	200/400/500/600/800/1.000 mg
Brausetabletten	200 mg
Retardtabletten	400/800 mg
Trinktabletten	200/400/600/800 mg
Kapseln	400 mg
Injektionslösung	5 mg in 1 ml

Indikation

Analgetikum, Antipyretikum, Antirheumatikum; therapeutischer PDA-Verschluss des Frühgeborenen

Dosierung

3–6 Mon. (5–7,5 kg)	• 2–3 × 60 mg Supp./d • max. 3 × 50 mg/d Saft 2 % (= max. 3 × 2,5 ml)	
6 Mon. bis 12 J.	• 20(–30) mg/kg/d in 3(–4) ED • pro ED 7–8(–10) mg kg	
Richtdosis pro ED	Saft 2 %	pro 10 kg 4 ml (≙80 mg)
	Saft 4 %	pro 10 kg 2 ml (≙80 mg)

Beispieldosierung Saft 4 %	6–12 Mon. (8–10 kg)	3–4 × 1,25 ml (50 mg)
	1–3 J. (10–15 kg)	3–4 × 2,5 ml (100 mg)
	3–6 J. (15–20 kg)	3–4 × 3,75 ml (150 mg)
	6–9 J. (20–30 kg)	3–4 × 5 ml (200 mg)
	9–12 J. (30–40 kg)	3–4 × 7,5 ml (300 mg)
Rheumatologie	20–40 mg/kg/d in 3 ED	
Migräne/Spannungskopfschmerz	10–15 mg/kg p. o./supp. als ED	
Schmerzverstärkungssyndrom	20 mg/kg/d	
Neonatologie: PDA-Verschluss	Initial: 10 mg/kg/d in 1 ED über 30 Min. i.v. nach 24 h und 48 h: 5 mg/kg in 30 Min. i.v.	

Tipps & Tricks

KI Magen-Darm-Ulzera, Blutbildungsstörungen, Analgetikaintoleranz, akute hepatische Porphyrien, schwere Leber- und Niereninsuffizienz, Hypertonie, Kollagenosen, Vorsicht bei Asthma/Allergien und bei Kindern < 6 J.

NW
- sehr häufig: gastrointestinale Beschwerden (Sodbrennen, Bauchschmerzen usw.)
- häufig: Kopfschmerzen, Schwindel, Müdigkeit, Reizbarkeit, gastrointestinale Ulzera, Exantheme, ZNS-Störungen, gastrointestinale Beschwerden bis zu Blutungen, Na- und Wasserretention, Hyperkäliamie, Blutbildungsstörungen, Nierenfunktionsstörungen, Überempfindlichkeit, in Einzelfällen aseptische Meningitis

Tipp
- in der Praxis sieht man relativ selten NW, deshalb weit verbreitete Anwendung in der Pädiatrie
- bei schweren Fieber-/Schmerzuständen: Ibuprofen und Paracetamol alle (3)–4 h im Wechsel, um Tagesrichtdosen nicht zu überschreiten

AWMF Diagnostik und Therapie des symptomatischen Ductus arteriosus des Frühgeborenen (S2k)

Imipenem + Cilastatin

Tienam, Zienam

Darreichungsform

Trockensubstanz zur Injektion 500 mg (plus 500 mg Cilastin)

Indikation

I

Carbapenem-Antibiotikum, β-Laktamase-stabiles Reservebreitbandantibiotikum bei schweren lebensbedrohlichen Infektionen

Dosierung

NG	50 mg/kg/d i. v. in 2–4 ED
Sgl. 3–12 Mon.	60 mg/kg/d i. v. in 3–4 ED
Kdr. 1–12 J.	60 mg/kg/d i. v. in 4 ED
Jgdl./Erw.	2 bis max. 4 g/d i. v. in 3–4 ED

Tipps & Tricks

KI Meningitis (dann besser Meropenem)

NW
- sehr häufig: lokale Reaktionen nach i. v. Injektion
- häufig: Verlängerung der Prothrombinzeit, Eosinophilie, Erhöhung von Leber- und Nierenwerten, Übelkeit und Erbrechen während der Infusion, Diarrhö, gastrointestinale Störungen, Blutdruckabfall bei rascher i. v.-Gabe

Imipramin

Imipramin-Neurax, Tofranil/-mite

Darreichungsform

Dragees 10/25/50 mg
Tabletten 100 mg

Indikation

Antidepressivum, Therapie der Enuresis nocturna mit Komorbiditäten

Dosierung

Enuresis-Therapie	initial (1. Woche)	10 mg abends, bei Erfolg Dosis beibehalten
	ggf. ab dann	20 mg abends, b. Bed. weitere Steigerung um 10 mg/Wo. (max. 1–2,5 mg/kg/d)
Depression	> 12 J.	1–2, mg/kg/d, einschleichend therapieren

Tipps & Tricks

KI akuter Harnverhalt, Intoxikation mit zentraldämpfenden Pharmaka, Pylorusstenose, paralytischer Ileus, Engwinkelglaukom, Kinder < 12 J. (bei Enuresis-Behandlung Kinder < 5 J.), erhöhte Krampfbereitschaft, Erregungsleitungsstörungen

NW
- sehr häufig: Benommenheit, Tremor, Schwindel, besonders zu Behandlungsbeginn, Mundtrockenheit, Schwitzen, Akkommodationsstörungen, Hypotonie, Tachykardie, Obstipation, passagerer Anstieg der Leberenzymaktivitäten
- häufig: Schlafstörungen, delirante Symptome, Kopfschmerzen, Arrhythmien, Reizleitungsstörungen (QRS- und PQ-Verlängerung, Schenkelblock), Palpitationen, Anorexie, allergische Hautreaktionen

Cave!
- hohe Toxizität und enge therapeutische Breite!!
- akzidentelle Intoxikationen häufig letal verlaufend (Krämpfe und schwere Arrhythmien!), Koma schon ab 10 mg/kg
- Enuresis-Therapie: Wirkung erst nach 2–3 Wo. zu beurteilen
- Depression: Suizidalität erhöht wegen anfänglicher Antriebssteigerung

Tipp
- zur Enuresis-Therapie evtl. in 2 Dosen geben (nachmittags und abends)
- Imipramin wird nur nach Risikoabwägung bei speziellen, therapieschwierigen Subtypen der Enuresis nocturna eingesetzt (Komorbidität ADHS, Schlafstörung)

Immunglobuline

Beriglobin, Fiebogamma, Gammagard, Gammanorm, Hizentra, Intratect, Octagam IgG, Pentaglobin

Darreichungsform

Injektionslösung	30/50/60/100/160 mg in 1 ml; 200 mg in 5 ml 5 g in 100 ml

Cave: einige Präp. nur i. v. oder s. c., i. m.

Indikation

Immunglobulinsubstitution und -therapie

Dosierung

Substitution bei angeborenen oder erworbenen Mangelzuständen einschließlich Agamma-/Hypogammaglobulinämie	**i. v.**	0,4–(0,6) g/kg i. v. als Kurzinfusion alle 3–4 Wo. (erwünschter Talspiegel: > 600 mg/dl Serum-IgG)
	s. c./(i. m.)	• initial 0,2–0,5 g/kg als Kurzinfusion, • dann 0,4–0,8 g/kg monatlich bzw. 0,05–0,15 g/kg wöchentlich
Adjuvante Sepsistherapie (Neonatologie, Meningitis; Synergismus mit Aminoglykosiden nachgewiesen)		0,5–1,0 g/kg/ED i. v. als Kurzinfusion über 60 Min.
Schwere Hyperbilirubinämie bei Rhesus-Inkompatibilität		0,5 g/kg i. v. als Kurzinfusion

Kawasaki-Syndrom (s. ASS)	• 2 g/kg i. v. als ED über 10–12 h in der Frühphase • evtl. Dosisrepetition (1–2 g/kg) bei erneutem Fieber oder initialem Non-Responder
Immunthrombozytopenie (ITP) bei drohenden Komplikationen	2,0 g/kg/d über 2 d (unterschiedliche Schemata)
Guillain-Barré-Syndrom	2,0 g/kg/d über 2–5 d

Tipps & Tricks

KI Überempfindlichkeit gegen homologe Immunglobuline, v. a. bei selektivem IgA-Mangel und Vorhandensein von Antikörpern gegen IgA

NW i. v.-Anwendung:
- sehr häufig: Kopfschmerzen, Fieber
- häufig: Schüttelfrost, Erbrechen, Übelkeit Hypertonie/Hypotonie, allergische Reaktionen, Reaktionen an der Einstichstelle, Entzündung des Nasenrachenraums, Schwindel, Tachykardie, Flush, Durchfall;

i. m./s. c.-Anwendung:
- sehr häufig: Reaktionen an der Injektions-/Infusionsstelle
- häufig: Kopfschmerzen

WW Abschwächung der Wirkung von Lebendimpfungen, 3 Mon. Abstand einhalten

Cave!
- nur körperwarme Lösungen verwenden
- bei i. v.-Gabe langsam beginnen: 0,01–0,02 ml/kg/Min., nach 30 Min. allmählich bis auf maximal 0,08 ml/kg/Min. steigern
- klinische und Monitor-Überwachung sinnvoll
- Notfalltablett (Antihistaminika, Steroide, Volumen) verfügbar halten
- bei Nebenwirkungsreaktion in der Vorgeschichte prophylaktisch 2 mg/kg Hydrocortison 30 Min. vor Beginn der Infusion geben

Tipp Bei Immundefekten mit regelmäßiger Immunglobulin-Substitution hat die subkutane, „häusliche“ Gabe die intravasale weitgehend abgelöst.

Indometacin

Indo, Indometacin, Indomet-ratiopharm, Indo-paed

Darreichungsform

Suspension	25 mg in 5 ml
Suppositorien	50/100 mg
Kapseln	25/50 mg
Tabletten	50 mg
Brausetabletten	25/50 mg
Retardtabletten	75 mg
Injektionslösung	50 mg

Sprays, Gel für topische Anwendung

Indikation

Antiphlogistikum, Antirheumatikum, Analgetikum, Prostaglandinsynthesehemmer, therapeutischer PDA-Verschluss des Frühgeborenen

Dosierung

Analgetikum/Antirheumatikum		2–4 mg/kg/d in 2–3 ED p. o. oder rektal
Dysmenorrhö		3 × 25 mg/d solange Symptome da sind
Hyperkalzämie, z. B. bei prostaglandinsezernierendem Tumor oder Hyperprostaglandin-E-Syndrom		• 1–2 mg/kg/d in 2 ED • 30–60 mg/m² KOF/d
Persistierender Ductus arteriosus (PDA) bei Frühgeborenen	**Prophylaxe**	3 × 0,1 mg/kg als Kurzinf. über 20–30 Min. alle 24 h; Beginn innerhalb der 2.–12. Lebensstunde
	bei hämodynamischer Relevanz oder begleitendem schweren ANS	0,2 mg alle 12 h (max. 3 Gaben)

Tipps & Tricks

KI s. Diclofenac und Ibuprofen
absolute KI für PDA-Therapie:
- Rechts-Links-Shunt über PDA
- eingeschränkte Nierenfunktion (Oligurie-Anurie < 0,6 ml/kg/h), Krea > 1,8 mg/dl
- NEC, Z. n. frischer OP

relative KI für PDA-Therapie:
- Thrombozytopenie < 50.000/µl
- Sepsis
- Hirnblutung innerhalb der letzten 4–7 d
- Gerinnungsstörungen

NW
- s. Diclofenac und Ibuprofen
- NW bei PDA-Verschluss: passagere Minderdurchblutung von Gehirn, Niere und Intestinum, Thrombozytenaggregationshemmung

WW in den ersten 48 h erhöhtes Risiko für eine intestinale Perforation bei gleichzeitigem Einsatz von Hydrocortison

Cave! Indometacin ist für Ductustherapie nicht zugelassen (Off-Label), Elterneinwilligung einholen!

AWMF Diagnostik und Therapie des symptomatischen Ductus arteriosus des Frühgeborenen (S2k)

Infliximab

Remicade

Darreichungsform

Trockenpulver 100 mg für 10 ml

Indikation

TNFα-Antagonist zur Behandlung der schwerwiegenden, aktiven Form von Morbus Crohn und Colitis ulcerosa bei Kontraindikationen oder Nichtansprechen auf eine konventionelle Therapie

Dosierung

Kinder 6–17 J.	• initial 5 mg/kg über 2 h i.v. • Dosiswiederholung nach 2 und 6 Wochen • danach alle 8 Wochen Erhaltungstherapie
M. Crohn	bei Nichtansprechen innerhalb der ersten **10** Wochen → Therapieende
Colitis ulcerorsa	bei Nichtansprechen innerhalb der ersten **8** Wochen → Therapieende

Tipps & Tricks

I

KI aktive Tuberkulose, andere schwere Infektionen wie Sepsis, Abszesse, opportunistische Infektionen

NW häufig: Virusinfektion (z. B. Influenza, Herpes-Virus-Infektionen), Kopfschmerzen, Schwindel, Abdominalschmerzen, Diarrhö, Übelkeit, Erhöhung der Transaminasen, Urtikaria, Hautausschlag, thorakale Schmerzen, Fieber

Tipp
- In der Erhaltungstherapie kann ein kürzeres oder längeres Dosierungsintervall erforderlich sein, um den klinischen Nutzen aufrecht zu erhalten.
- Alle Patienten, denen Remicade verabreicht wurde, sind nach der Infusion mindestens 1–2 h hinsichtlich akuter infusionsbedingter Reaktionen zu beobachten.

Ipratropiumbromid

Atrovent, Itrop

Darreichungsform

Filmtabletten	10 mg
Injektionslösung	0,5 mg in 1 ml
Dosier-Aerosol (DA)	20 µg pro Aerosolstoß
Inhaletten-Kapseln	200 µg in 5 mg Pulver
Inhalationslösung (INH)	0,25 mg in 1 ml (10 Pumphübe)

Indikation

Vagolytikum, Antiasthmatikum, Antiarrhythmikum (Sinusbradykardie, kompletter AV-Block)

Dosierung

Antiarrhythmikum		0,5–1–(3) mg/m^2 KOF/d p. o. in 4 ED
Asthma bronchiale	DA	2 Hübe 3–4 × tägl., max. 12 Hübe 1 Hub enthält 20 µg
	INH	• 4–6 Jahre: 4–10 Hübe 3–4 × tägl. • 6–12 Jahre: 10 Hübe 3–4 × tägl. • ab 12 Jahre: 20 Hübe 3–4 × tägl. 1 Hub [2 Tr.] enthält 25 µg

Tipps & Tricks

KI systemische Therapie: Engwinkelglaukom, Restharn, mechanische Stenosen, Tachyarrhythmie, Megacolon, akutes Lungenödem

NW
- Inhalationstherapie: häufig: Kopfschmerzen, Schwindel, Husten, trockener Mund, gastrointestinale Motilitätsstörungen
- i. v.-Therapie: anticholinerges Nebenwirkungsspektrum, siehe Atropin

Tipp gleichzeitige Vernebelung mit Salbutamol bei schweren Fällen sinnvoll

AWMF Nationale Versorgungsleitlinie (NVL) Asthma bronchiale, Langfassung, 2. Auflage

Isoniazid

Isozid, tebesium

Darreichungsform

Tabletten	50/100/200/300/400 mg
Trockensubstanz zur Injektion	0,5 g
Injektions	100/250 mg in 5 ml

Indikation

Antituberkulöse Therapie; gute Liquorgängigkeit

Dosierung

Oral, i.v. und i.m.	Richtdosis	200 mg/m² KOF/d
	0–5 J	8–10 mg/kg in 1(–2) ED/d
	6–9 J.	7–8 mg/kg in 1(–2) ED/d
	10–14 J.	6–7 mg/kg in 1(–2) ED/d
	15–18 J.	5–6 mg/kg in 1(–2) ED/d
	max. Tagesdosis	300 mg

Tipps & Tricks

KI akute Lebererkrankungen, Epilepsie, Psychosen, periphere Neuropathien

NW
- sehr häufig: Transaminasenanstieg
- häufig: periphere Polyneuropathie mit Parästhesien, Sensibilitätsstörungen, Kopfschmerzen, Schwindel, gastrointestinale Störungen (Diarrhö, Obstipation, Erbrechen), Fieber, Exantheme, Alopezie

Cave!
- initial wöchentlich BB- und Transaminasenkontrolle!
- bei Transaminasenanstieg (meist in der 6. Woche): Absetzen der Medikamente bis Parameter normalisiert sind.

Tipp
- bei Säuglingen und kachektischen Patienten sowie bei Neuritis Pyridoxin (Vitamin B_6) zusätzlich geben (10 bis 15 mg/d oder 1 mg Vitamin B_6/10 mg Isoniazid).
- In tebesium® 200/300/400 mg Lacktabletten sind 20/30/40 mg Vitamin B_6 enthalten.

J

Jodid

Jodetten Henning, Jodid

Darreichungsform

Tabletten 100/200/500 µg 1,53 mg

Indikation

Prophylaxe und Therapie einer Jodmangelstruma

Dosierung

Prophylaxe Richtdosis	0–4 Mon.	50 µg/d in 1 ED
	4–12 Mon.	75 µg/d in 1 ED
	1–4 J.	100 µg/d in 1 ED
	4–7 J.	125 µg/d in 1 ED
	7–10 J.	150 µg/d in 1 ED
	10–13 J.	175 µg/d in 1 ED
	13–18 J.	200 µg/d in 1 ED
Therapie	Sgl.	50–75 µg/d in 1 ED
	KK	100 µg/d in 1 ED
	Schulk.	150–200 µg/d in 1 ED
	bis zur Pubertät Monotherapie mit 100 bis 200 µg Jodid	
	ab Jugendalter entscheidender Vorteil der Kombinationsbehandlung nachgewiesen, Thyroxin und Jodid im Verhältnis 1 : 2 anzustreben	

Tipps & Tricks

Cave! vor Therapie einer Struma Antikörperuntersuchung zum Ausschluss einer Hashimoto-Thyreoiditis durchführen (wegen Jodüberempfindlichkeit)

Tipp Gemäß den Empfehlungen der WHO herrscht zwar in Deutschland kein Jodmangel mehr, die Jodversorgung der Bevölkerung befindet sich dabei aber auf einem relativ niedrigen Niveau (KIGGS-Studie 2007).

K

Kalzium

Biolectra, Calci-GRY, Calcimagon, Calcium, Calciumcarbonat, Calcium EAP, Dreisacarb, Calcium Verla, Calciumgluconat 10 %, frubiase calcium, Ospur

Darreichungsform

Brausetabletten	500/1.000 mg
Kautabletten	500 mg
Filmtabletten	120/200/240/350/500/600/700/950 mg
Trinkampullen	500 mg
Injektionslösung	940 mg Calciumglukonat in 10 ml (≙ Ca 10%), 0,23 mmol Ca in 1 ml

Indikation

Kalziumsubstitution bei Hypokalzämie, Unterdrückung kardialer Nebenwirkungen bei Hyperkaliämie, Ultima Ratio bei elektromechanischer Entkoppelung (Dissoziation) bei kardiopulmonaler Reanimation

Dosierung

Akuttherapie (z. B. bei schwerer symptomatischer Hypokalzämie oder elektromechanischer Entkoppelung)	Kalzium 10 % 0,5–1(–2) ml/kg über 15–30 Min. i. v. (langsam spritzen, max. 1 ml/Min.)
Substitutionstherapie bei Hypokalzämie	Kalzium 10 % 4–6 ml/kg/d über 24 h i. v. oder p. o. in mehreren Gaben

Tipps & Tricks

KI Hyperkalzämie, Nephrokalzinose (Hypophosphatämie)

NW
- gelegentlich: Obstipation, Übelkeit, Erbrechen bei zu schneller i. v.-Gabe
- selten: Hyperkalzämie, Hypophosphatämie, Hypotonie, Herzrhythmusstörungen, Bradykardie

WW verstärkt Herzglykosidwirkung, Bradyarrhythmien bei Digitalisierung möglich, keine Gabe mit Digitalis

Cave! bei i. v.-Gabe Monitorkontrolle und Stopp, wenn HF um über 20 % abfällt

Tipp Basisbedarf bei parenteraler Ernährung: 0,1–1 (–3) mmol/kg/d (erhöhter Bedarf bei FG/NG)

Ketamin-HCl

Ketamin

Darreichungsform

Injektionslösung	50 g in 5 ml
	100 g in 2 ml
	500 mg in 10 ml
	Ketanest S 50 mg in 2 ml

Indikation

Anästhetikum, Analgetikum

Dosierung

i. v.	**Analgesie**	• (0,5–)1–2 mg/kg als ED • dann evtl. 0,2 mg/kg/h
	Narkose	• 3(–5) mg/kg als ED • dann 1–2(–3) mg/kg/h
i. m.		2–(3) mg/kg als ED
nasal		3–4 mg/kg als ED über MAD (s. u.)

Tipps & Tricks

KI schwere arterielle Hypertonie, Herzinsuffizienz, Hyperthyreose, Glaukom, perforierende Augenverletzungen

NW
- sehr häufig: Zunahme des Hirndrucks (außer unter adäquater Beatmung), Zunahme des intraokularen Drucks, erhöhter Muskeltonus
- häufig: Übelkeit, Erbrechen, Hypersalivation, Sehstörungen, Schwindel, motorische Unruhe, Hypersalivation, Atemdepression, RR-Anstieg, bei Eingriffen im Bereich der oberen Atemwege, insbesondere bei Kindern: Hyperreflexie, Laryngospasmus

Cave!
- immer in Kombination mit Benzodiazepin (z. B. Midazolam) wegen psychotroper Wirkung!!

Tipp
- MAD: „mucosal atomization device“ = Spritzensystem zur intranasalen Applikation

Amp. 500 mg in 10 ml (50 mg/ml); davon 2 ml + 8 ml NaCl 0,9 %
→ 10 ml enthalten 100 mg Ketamin
davon 0,1–0,5 ml/kg i. v. ≙ 1–5 mg/kg

Ketoconazol

Nizoral, Terzolin

Darreichungsform

Tabletten	200 mg
Creme	20 mg in 1 g
Topische Lösung	20 mg in 1 ml

Indikation

Antimykotikum bei Haut- und Schleimhautmykosen, Systemmykosen (außer Aspergillus) und zur Pilzprophylaxe, z. B. unter Immunsuppression

Dosierung

Topisch	1–2 × tägl. auf die betroffenen Stellen auftragen. Behandlungsdauer: • Soormykosen: 2–3 Wo. • Tinea: 3–4(–6) Wochen	
Oral	Kdr. > 2 J.	4–5(–7,5) mg/kg/d in 1 ED
	max. Tagesdosis	400 mg

Tipps & Tricks

KI akute oder chronische Lebererkrankung, Kinder < 2 J.

NW gastrointestinale Symptome, Kopfschmerzen, Hepatotoxizität, allergische Reaktion

Cave!
- engmaschige Transaminasenkontrolle!
- Einschränkung der Nebennierenrindenfunktion

Tipp aufgrund seiner NW weitgehend durch Fluconazol oder Itraconazol in der systemischen Therapie abgelöst

L

Lactulose

Bifiteral, Lactuflor, Lactulade, Lactulose, Lactuverlan

Darreichungsform

Pulver 10 g pro Beutel
Sirup 60,6 g/66,7 g in 100 ml

Indikation

Laxans zur Obstipationsbehandlung

Dosierung

Obstipation	Sgl.	5–15 ml p.o. in 1(–3) ED
	KK	20–30 ml p.o. in 1(–3) ED
	Schulk.	30–60 ml p.o. in 1(–3) ED
		Initial über 3–7d einschleichend dosieren in 5 ml-Schritten
Erhaltungstherapie: anschließende Dosisanpassung nach Bedarf (in 2,5–5 ml-Schritten) Ziel: spätestens jeden 2. (bis 3.) Tag Absetzen eines normal-weichen Stuhls ohne Schmerzen Erhaltungsdosis mit minimal möglicher Tagesmenge über 8–12 Wochen, dann Ausschleichen versuchen		

Tipps & Tricks

L

KI Ileus, Galaktose- und Laktoseintoleranz

NW
- sehr häufig: leichte abdominale Schmerzen, Krämpfe, Meteorismus mit Flatulenz
- Säuglinge: Dehydratation, Hyponatriämie

Cave! Vorsicht bei Diabetikern: 1,4 BE/100 ml!

Lamotrigin

Espa Trigin, Lamictal, Lamitrigin, Lamo-Q

Darreichungsform

Tabletten	2/5/25/50/100/200 mg
Trinktabletten	2/5/25/50/100/200 mg

Indikation

Fokale, generalisierte und Abscence-Epilepsie (Monotherapie oder Kombination mit anderen Antiepileptika)

Dosierung

Kdr. 2–12 J.	1. u. 2. Woche	0,3 mg/kg/d in 1–2 ED
	3. u. 4. Woche	0,6 mg/kg/d in 1–2 ED
	Ab 5. Woche	Dosiserhöhung der Tagesdosis alle 1–2 Wochen um max. 0,6 mg/kg (bis gewünschter Effekt erreicht)
	Erhaltungsdosis	1–10(–15) mg/kg/d Kdr. 2–6 J.: Erhaltungsdosis im oberen Bereich der Dosierungsempfehlung
Kdr. ≥ 12 J. u. Erw.	1. u. 2. Woche	25 mg/d in 1 ED
	3. u. 4. Woche	50 mg/d in 1 ED
	Ab 5. Woche	Dosiserhöhung der Tagesdosis alle 1–2 Wochen um max. 50–100 mg (bis gewünschter Effekt erreicht)
	Erhaltungsdosis	100–200 mg/d in 1–2 ED

Cave Kombinationstherapie: bestimmte Antiepileptika hemmen/beschleunigen Abbau von Lamotrigin (s. u.) → individuelle Dosierung erforderlich (siehe Fachinformation)

Tipps & Tricks

KI Kdr. < 2 J., Leber- oder Niereninsuffizienz

NW
- sehr häufig: Somnolenz, Ataxie, Schwindel, Kopfschmerzen, Diplopie, Verschwommensehen
- häufig: gastrointestinale Beschwerden (Übelkeit, Erbrechen, Diarrhö), Aggressivität, Reizbarkeit
- durch zu schnelle Aufdosierung: Haut- und Schleimhautsymptome, schwere Exantheme bis zum Lyell-Syndrom

WW
- Cotherapie mit Valproat hemmt Lamotrigin-Metabolismus.
- Cotherapie mit Carbamazepin, Phenytoin, Primidon, Phenobarbital beschleunigt den Abbau von Lamotrigin.

Cave! stufenweises Absetzen, sonst Gefahr von Rebound-Anfällen

Tipp nicht für die Anwendung bei Kindern < 2 Jahren empfohlen, falls dennoch: Vorsichtsmaßnahmen und pharmakologische Eigenschaften beachten

SPS 2–12 mg/l

Levetiracetam

Keppra

Darreichungsform

Tabletten	250/500/750/1.000 mg
Saft	100 mg/ml
Granulat	250/375/500/750/1.000/1.250/1.500
Infusionslösung	100 mg in 1 ml

Indikation

fokale, generalisierte und Absence-Epilepsien, Neugeborenen-Anfälle (2. Wahl)

Dosierung

Initiale Dosis	Ab 6 Mon.–12 J.	20 mg/kg in 2 ED
	12–17 J. mit KG < 50 kg	
	12–17 J. mit KG > 50 kg	Erwachsenendosierung (s. u.)
Dosissteigerung (je nach Klinik)	Ab 6 Mon.–12 J.	Alle 2 Wo. um 20 mg/kg in 2 ED steigern
	12–17 J. mit KG < 50 kg	
Enddosis (je nach Klinik)	Ab 6 Mo–12 J.	60 mg/kg in 2 ED
	12–17 J. mit KG < 50 kg	
Jgdl. und Erw.	> 12 J. mit KG > 50 kg	2 × tägl. 500 mg, Steigerung bis 2 × tägl. 1.500 mg möglich

Tipps & Tricks

NW
- 10 % Asthenie (Kraftlosigkeit), Benommenheit, Somnolenz; Verschwommensehen
- Studie mit pädiatrischen Patienten (1 Monat bis < 4 Jahren) mit partiellen Anfällen; häufigste NW während der Langzeit-Nachbeobachtungsstudie: Reizbarkeit (7,9 %), Konvulsion (7,2 %), Somnolenz (6,6 %), psychomotorische Überaktivität (3,3 %), Schlafstörungen (3,3 %), Aggression (3,3 %)

Tipp
- Einsatz bei therapierefraktären Epilepsien als „add on"-Therapie
- beim Absetzen langsam ausschleichen: Dosisverminderung nicht mehr als 20 mg/kg/d alle 2 Wochen

AWMF Therapie der Blitz-Nick-Salaam-Epilepsie (West-Syndrom) (S3)

Lidocain

Heweneural, Licain, Lidocain, Lidoject, Xylocain, Xylocitin, Xyloneural

Darreichungsform

Suppositorien	60 mg
Injektions-/Infusionslösung	5 mg/ml (Lidocain 0,5 %) 10 mg/ml (Lidocain 1,0 %) 20 mg/ml (Lidocain 2,0 %)
Pflaster (EMLA)	25 mg + 25 mg Prilocain

Salben/Gels/Sprays zur topischen Anwendung

Indikation

Lokalanästhetikum; Antiarrhythmikum der Klasse IB, ventrikuläre Dysrhythmien

Dosierung

Topisch	2–3 × tägl. einführen oder auftragen

Arrhythmien	• Bolusgabe: 1–2 mg/kg • bei Bedarf Wiederholung nach 5 Min., bis max. 5 mg/kg • evtl. anschließend Dauerinfusion: 1–3 mg/kg/h (20–50 µg/kg/Min.) • antiarrhythmischer Plasmaspiegel: 1,5–5 µg/ml

Tipps & Tricks

KI AV-Block II–III, Sick-Sinus-Syndrom, Bradykardie, Hypotonie

NW insgesamt selten bei therapeutischer Dosierung: Schwindel, Bradykardie, Krämpfe, Atemdepression

Cave!
- systemische Reaktionen bei topischer Anwendung möglich
- kein Epinephrinzusatz bei Lokalanästhesie an den Akren
- Dosisreduktion bei Leber- und Niereninsuffizienz

Loperamid

Imodium, Lopalind, Lop-Dia, Lopedium, Loperamid, Loperhoe

Darreichungsform

Tropfen	2 mg in 1 ml (= 25 Tropf.)
Lösung	0,2 mg in 1 ml
Tabletten	2 mg
Brausetabletten	2 mg
Kapseln	2 mg

Indikation

Antidiarrhoikum, symptomatische Behandlung von Diarrhö.

Dosierung

Chronische Diarrhö	0,04–0,24 mg/kg/d in 1–5 ED

Akuttherapie (möglichst nur 2–3 d)	2–8 J.	0,04 mg/kg: • pro 10 kg 5 Tropfen • pro 10 kg 2 ml Lösung
	> 8 J.	• initial bis 25 Tropfen (max. 4 ×/d) • initial bis 10 ml Lösung (max. 4 ×/d)

Tipps & Tricks

KI Ileus, Kinder < 2 J., schwere Kolitis, akute Colitis ulcerosa, pseudomembranöse Colitis, fieberhafte Enteritis

NW häufig: Kopfschmerzen, Obstipation, Übelkeit, Bauchkrämpfe, Müdigkeit, Ileus, toxisches Megakolon

Cave! zentralnervöse Opiateffekte v. a. bei Säuglingen, im Kindesalter zurückhaltende Indikation

Loratadin

Lisino, Lora, Loraderm, Lorano, Loratadin

Darreichungsform

Tabletten 10 mg

Indikation

Antiallergikum: allergische Rhinitis, chronische Urtikaria

Dosierung

Kdr. 6–12 J.	< 30 kg	5 mg/d in 1 ED
Kdr. 6–12 J.	> 30 kg	10 mg/d in 1 ED
Kdr. > 12 J.	10 mg/d in 1 ED	

Tipps & Tricks

KI Kinder < 2 J.: keine Zulassung

NW häufig: Kinder (2–12 Jahre) Kopfschmerzen, Nervosität, Müdigkeit; Erwachsene und Jugendliche: Schläfrigkeit

Tipp

- 48 h vor einer Hauttestung Lisino absetzen, da sonst falsch negative Befunde möglich
- Nachfolgepräparat Desloratadin (Aerius®)

Lorazepam

Lorazepam, Tavor, Tavor expidet, Tolid

Darreichungsform

Tabletten	0,5/1/2,0/2,5 mg
Schmelztabletten	1/2,5 mg
Injektionslösung	2 mg in 1 ml

Indikation

Sedativum, Prämedikation, Antiepileptikum, Status epilepticus

L

Dosierung

Anxiolyse/Sedierung		KK u. Schulk.	0,05 mg/kg/ED alle 4–8 h p. o. oder i. v.
Prämedikation			0,05 mg/kg/ED i. m. oder p. o. (max. 4 mg/ED) 2 h vor Eingriff
Status epilepticus	**i. v.**	Richtdosis	0,1 mg/kg: pro 10 kg 0,5 ml i. v. als ED über 2 bis 5 Min. (max. 2–4 mg)
		Sgl.	0,05–0,1 mg/kg/ED i. v. über 2 bis 5 Min.
		KK u. Schulk.	0,1 mg/kg/ED i. v. bis zu max. 3 × wiederholen (max. 4 mg/ED)
		Erw.	2,5–10 mg/ED
	bukkal	KK/Schulk.	1 mg bukkal (Tavor expidet) als Einmalgabe

Tipps & Tricks

KI s. Diazepam

NW s. Diazepam

Cave!
- nicht bei tonischen Anfällen geben
- intraarterielle Injektion ist strikt zu vermeiden (Gangrän!)

Tipp
- Tavor expedit: möglich falls kein i. v.-Zugang, aber schneller Wirkungseintritt nicht belegt
- längere antikonvulsive Wirkung als Diazepam
- Enthält Benzylalkohol. Darf bei Früh- und Neugeborenen nicht parenteral angewendet werden. Kann bei Säuglingen und Kindern bis zu 3 Jahren toxische Anfälle und allergische Reaktionen hervorrufen.

M

Macrogol

Movicol, Movicol Junior, Juniorlax, Kinderlax, Laxbene

Darreichungsform

Pulverbeutel 4g, 6,56 g/10 g/13,125 g

Indikation

Chronische Obstipation (Mittel der Wahl in der Pädiatrie), Koprostase

Dosierung

Laxabene	(4 g) bei chronischer Obstipation	• 6 Mo–1 J.: initial 1 Beutel/Tag • 1 J.–4 J.: initial 1–2 Beutel/Tag • 4 J.–6 J.: initial 2–4 Beutel/Tag

Movicol Junior	**(6,56 g) bei chronischer Obstipation**	• 2–6 J.: initial 1 Beutel/Tag • 7–11 J.: initial 2 Beutel/Tag • anschließende Dosisanpassung nach Bedarf (Erhöhung/Verringerung), max. 4 Beutel/d • Ziel: spätestens jeden 2. (bis 3.) Tag Absetzen eines normal-weichen Stuhles ohne Schmerzen • Erhaltungsdosis mit minimal möglicher Tagesmenge über 8–12 Wochen, dann Ausschleichen versuchen
	bei akuter Koprostase zur Desimpaktation	Kdr. 5–11 J.: • Tag 1: 4 Beutel, • Tag 2: 6 Beutel, • Tag 3: 8 Beutel, • Tag 4: 10 Beutel, • Tag 5–7: 12 Beutel Angegebene tägliche Steigerung bis Stuhlentleerung eingetreten ist, danach evtl. Dauertherapie, s. o. Inhalt eines Beutels in ¼ Glas Wasser auflösen und die Tagesdosis innerhalb von 12 Std. einnehmen
	Prophylaxe des Mekoniumverhaltes bei extremer FG (Off-Label)	1 Movicol junior Beutel ad 30 ml Aqua dest. 4 ×1 ml/kg ab erstem LT
Movicol (Jgdl. > 12 J.)	**bei chron. Obstipation**	1–3 × tägl. 1 Beutel, langfristig 1–2 Beutel/d
	bei akuter Koprostase	(4–)6–8 Beutel/d bis Desimpaktation erreicht

Tipps & Tricks

KI Ileus, chronisch entzündliche Darmerkrankungen, intestinale Perforation und Obstruktion, Kdr. < 6 Mo., Elektrolytverschiebungen, eingeschränkter Würgereflex und Vigilanzverminderung

NW
- sehr häufig: Abdominalschmerzen, Borborygmus (Darmgeräusche),
- häufig: Diarrhö (ggf. Dosisreduktion), Erbrechen, Übelkeit, Beschwerden im Analbereich

M

WW Resorptionsverzögerung von Arzneimitteln, die innerhalb von 1 Stunde vor oder nach Movicol eingenommen wurden

Tipp
- sehr effektiv, Wirksamkeit durch Studien belegt
- keine Langzeitnebenwirkungen! → wichtig: Aufklärung der Eltern, dass Langzeittherapie manchmal notwendig und unbedenklich ist.

Magnesium

Basti-Mag, Magium, Magnaspart, magnerot, Magnesium

Darreichungsform

Brausetabletten	5/10 mmol
Lutschtabletten	1,77/4,0 mmol
Kautabletten	5 mmol
Tabletten	2,0/2,5 mmol
Dragees	2 mmol
Injektionslösung	4 mmol in 2 ml
	3 mmol in 10 ml
	8,3/16,6 mmol in 10 ml
	20,3 mmol in 10 ml
	2,7 mval in 5 ml (Magnorbin 10 %)
	5,4 mval in 5 ml (Magnorbin 20 %)
	4,05 mmol in 10 ml (Mg-Sulfat 10 %)
Richtlinie	1 mmol Mg^{++} = 3,3 ml Mg-Aspartat 10 % (Magnesiocard)
	1 mmol Mg^{++} = 2,5 ml Mg-Sulfat 10 %

Indikation

Hypomagnesiämie (< 0,8 mmol/l), therapierefraktäre Hypokalzämie bei Hypomagnesiämie, ventrikuläre Herzrhythmusstörungen (z. B. nach Infarkt), medikamenteninduziertes Long-QT (Torsade de pointes), Migräneprophylaxe

Dosierung

Neonatologie	Akutbehandlung bei Torsade de pointes	0,5 ml/kg Mg-Sulfat 10 % langsam i.v. (≙50 mg/kg)
	Asymptomatische Hypomagnesiämie	z. B. 0,075–0,2 mmol/kg/d i.v. = 0,2 bis 0,5 ml/kg/d Mg-Sulfat 10 %, Ausgleich über 24 h
	Langzeitbehandlung	0,4 mmol/kg/d Mg-Sulfat 10 % in 3 ED = 1 ml/kg/d Mg-Sulfat 10 % p. o. in 3 ED
Allgemeine Pädiatrie	2,5–15 mmol/d in 1–3 ED p. o	
	4–9 J.	1–2 × 5 mmol/d (entspr. 1–2 × 120 mg/d)
	10–14 J.	2 × 5 mmol/d (entspr. 2 × 120 mg/d)
	> 14 J.	3 × 5 mmol/d (entspr. 3 × 120 mg/d)
Therapieresistente Hypokalzämie	Mg-Gabe versuchen: z. B. organische Mg-Verbindung 10 % (z.B. Magnorbin 10%) 1 ml/kg/d oral als ED oder über 24 h i. v.	

Tipps & Tricks

KI AV-Block, Myasthenia gravis, Niereninsuffizienz, falls Spiegelkontrollen nicht möglich

NW
- häufig: GI-Symptome, Diarrhö
- gelegentlich: Arrhythmien
- selten: ZNS-Depression, Atemdepression, Hypotonie

Tipp
- Antidot bei Überdosierung: Kalziumglukonat (s. Kalzium)
- Mg möglichst mit der Grundinfusion geben und nicht als Kurzinfusion anwenden

Mannitol

Mannit, Mannitol, Osmofundin, Osmosteril

Darreichungsform

Infusionslösung

10 %	25 g in 250 ml, 50 g in 500 ml
15 %	15 g in 100 ml, 37,5 g in 250 ml
20 %	20 g in 100 ml, 50 g in 250 ml

Indikation

Osmotherapeutikum

Dosierung

Hirnödem	• Mannitol 20 %: 0,5–1 g/kg/ED i. v. über 10 Min. • Wiederholung nach 2 h möglich, maximal 6 g/d

Tipps & Tricks

KI anhaltende Oligurie/Anurie nach Probeinfusion, kardiale Dekompensation, Dehydratationszustände, intrakranielle Blutungen, Hypervolämie

NW akute Volumenbelastung des kardiozirkulatorischen Systems, Elektrolytstörungen

Cave! Mannitol 20 % kann auskristallisieren, Filtersystem benutzen!

Tipp
- angestrebte Osmolalität liegt bei 300–320 mOsm/l
- bei Hirnödem mit Hirndrucksymptomatik evtl. Versuch mit Acetazolamid 5 mg/kg i. v. in einer ED (senkt Liquorproduktion)

AWMF Schädel-Hirn-Trauma im Kindesalter (S2k)

Mebendazol

Surfont, Vermox

Darreichungsform

Tabletten 100/500 mg (forte)

Indikation

Anthelminthikum

Dosierung

Askariasis/Ankylostomiasis (Spulwürmer/ Hakenwürmer)	Kdr. > 2 J.	200 mg/d in 2 ED für 3 d
Oxyuriasis/ Enterobiose (Madenwürmer)	Kdr. > 2 J.	100 mg über 1 bis 3 d als ED, Wiederholung nach 2 und 4 Wo. • Surfont®: bei Oxyuriasis Einmaldosis von 100 mg empfohlen • Vermox®: 100 mg/d über 3 d bei Oxyuriasis
Trichuriasis (Peitschenwürmer)	Kdr. > 2 J.	200 mg/d in 2 ED über 3–(4) d
Strongyloidiasis (Zwergfadenwürmer)	Kdr. > 2 J.	200 mg/d in 2 ED über 3 d
Echinokokkose	Richtdosis	50 mg/kg/d in 3 ED, max. 3 g
	Kdr. > 14 J.	• 1.–3. Tag: 2 × 500 mg/d • 4.–6. Tag: 3 × 500 mg/d • ab 7. Tag: 3 × 1.000 mg/d
	Mittlere Behandlungsdauer	• zystische Echinokokkose: 4–6 Wo. • alveoläre Echinokokkose: bis zu 2 J.!
Trichinose	Kdr. > 14 J.	• 1. Tag: 3 × 250 mg/d • 2. Tag: 4 × 250 mg/d • 3.–14. Tag: 3 × 500 mg/d

Tipps & Tricks

NW selten Überempfindlichkeitsreaktionen, Diarrhö, Bauchschmerzen, v. a. bei massivem Befall durch massenhaftes Absterben der Würmer

WW Wirkungsabschwächung bei gleichzeitiger Einnahme von Phenytoin oder Carbamazepin

Cave! Behandlung bei Kindern unter 2 J. nicht zugelassen, als Alternative Pyrantel (Helmex®, s. dort)

Tipp
- Wirkung bei Echinococcus multilocularis nur parasitostatisch, Therapieversagen möglich!
- Bei Kdr. < 14 J. Therapie mit Albendazol (Eskazole®) 12 bis 15 mg/kg/d in 2 ED, Anwendungsbeschränkung erst ab < 6 J., wirksam auch bei okulärer Toxocariasis
- bessere Resorbierbarkeit bei Einnahme mit einer fettreichen Mahlzeit

Meropenem

Meronem

Darreichungsform

Trockensubstanz zur Injektion 500/1.000 mg

Indikation

Carbapenem-Antibiotikum, Reservebreitbandantibiotikum zur Therapie schwerer, lebensbedrohlicher Infektionen, Meningitistherapie

M

Dosierung

NG	60–80 mg/kg/d i. v. in 3 ED (< 3 Mon. keine Zulassung)	
Ab 3 Mon.	Richtdosis	60 mg/kg/d i. v. in 3 ED
	Meninigitistherapie	60–80 mg/kg/d i. v. in 3 ED
Jgdl./Erw.	Richtdosis	1,5–3 g/d i. v. in 3 ED
	Meninigitistherapie	6 g/d i. v. in 3 ED

Tipps & Tricks

KI s. Imipenem

NW s. Imipenem

Tipp
- Meropenem verursacht seltener Übelkeit und Krämpfe, daher sind auch Bolusgaben möglich
- hochdosiertes Meropenem ist liquorgängig und daher eine Alternative bei Meningitis

Mesalazin

Asacol, Claversal, Pentasa, Salofalk

Darreichungsform

Tabletten	250/400/500 mg
Retardtabletten	250/500 mg
Suppositorien	250/500/1.000 mg
Klysmen	1 g in 100 ml
	2 g in 30 ml
	4 g in 60 ml

Indikation

Antiphlogistikum (Freisetzung von 5-Aminosalicylsäure) bei chronisch-entzündlichen Darmerkrankungen (Morbus Crohn, Colitis ulcerosa)

Dosierung

Morbus Crohn	**oral**	(30–)50–60 mg/kg/d in 3 ED, max. 4 g, einschleichend beginnen	
Colitis ulcerosa	**oral**	s. M. Crohn	
	rektal	Proktitis	2–3 × 250–500 mg/d als Supp.
		Linksseitige Kolitis mäßiger/starker Aktivität	1–2 × 2–4 g/d als Klysma
Bei Einsatz unterschiedliche Freisetzungskinetik (im Duodenum, Ileum, Colon) der einzelnen Präparate beachten			

Tipps & Tricks

KI s. auch Acetylsalicylsäure, schwere Leber- und Nierenfunktionsstörungen, Magen-Darm-Ulzera, Kleinkinder, Blutungsneigung

NW
- häufig: Kopfschmerzen, Erkrankungen des Gastrointestinaltrakts (Diarrhö, Abdominalschmerzen, Übelkeit usw.), Urtikaria, erythematöser Hautausschlag
- s. auch ASS, v. a. gastrointestinale Symptome

Tipp

- bei Behandlungsbeginn: Kontrollen von BB, Leber- und Nierenwerten, Urinstatus alle 14 Tage, später alle 3 Mon.
- Tabletten nicht teilen oder auflösen, Ausnahme: Pentasa (kann aufgelöst werden)

Metamizol

Analgin, Berlosin, Metamizol, Novalgin, Novaminsulfon

Darreichungsform

Tropfen	500 mg in 1 ml
Tabletten	500 mg
Brausetabletten	500 mg
Suppositorien	300/1.000 mg
Injektionslösung	500 mg in 1 ml 1.000 mg in 2 ml 2,5 g in 5 ml

Indikation

Analgetikum, Antipyretikum (aber bei Kindern eher zurückhaltend eingesetztes Reservemittel)

Dosierung

Richtdosis	10–15 mg/kg/ED alle 6 h p.o., rektal, i.v., i.m.
Tropfendosierung	• 20 Tropf. ≙ 500 mg, d.h. 1 Tropf. ≙ 25 mg • → pro 10 kg 100–150 mg ≙ 4–6 Tropf.
3–11 Mon. (5–8 kg)	2–4 Tropf.
1–3 J. (9–15 kg)	3–10 Tropf.
4–6 J. (16–23 kg)	5–15 Tropf.
7–9 J. (24–30 kg)	8–20 Tropf.
10–12 J. (31–45 kg)	10–30 Tropf.
13–14 J. (46–53 kg)	15–35 Tropf.
ab 15 J. (> 53 kg):	20–40 Tropf.

Tipps & Tricks

KI
- Überempfindlichkeit gegen Pyrazolone und Pyrazolidine, Störungen des hämatopoetischen Systems, Glukose-6-Phosphat-Dehydrogenase-Mangel, akute hepatische Porphyrie, Sgl. < 3 Mon. oder < 5 kg KG
- i. v. Gabe: Hypotonie, instabiler Kreislauf

NW
- fixes Arzneimittelexanthem, bei i. v. Gabe: RR-Abfall/Schock, Analgetika-Asthma, interstitielle Nephritis, Agranulozytose (s. u.)
- sehr selten: allergische Agranulozytose: Risiko steigt, wenn Metamizol länger als eine Woche angewendet wird; typische Anzeichen (u. a.): entzündliche Schleimhautveränderungen (z. B. im Mund-, Nasen-, Rachen- und Genital- oder Analbereich), Halsschmerzen, Fieber sowie Schüttelfrost; bei Patienten unter Antibiotikatherapie: Zeichen können minimal sein, BSG stark beschleunigt, Granulozyten erheblich vermindert oder fehlen vollständig, im Allgemeinen normale Werte für Hämoglobin, Erythrozyten und Thrombozyten

M

Cave! Blutdruckabfall/Schock bei zu schneller Injektion → langsam injizieren!

Methimazol/Thiamazol

Favistan, Methizol, Thiamazol, Thyrozol

Darreichungsform

Tabletten	5/10/20 mg/40 mg
Injektionslösung	40 mg in 1 ml

Indikation

Thyreostatikum

Dosierung

Hyperthyreose des NG (z. B. bei mütterlicher Autoimmunhyperthyreose)	• initial 1 mg/kg/d p. o. in 3 ED • nach 10 Tagen Einzeldosis halbieren und bis auf 0,25 mg/kg/d Erhaltungsdosis reduzieren

Kindesalter jenseits der NG-Periode	• initial 0,3–0,5 mg/kg/d in 2–3 ED • dann schrittweiser Abbau alle 4 Wo. bis zur individuellen Erhaltungsdosis, ca. 0,2–0,4 mg/kg/d in 1–2 ED

Tipps & Tricks

KI schwere vorausgegangene Überempfindlichkeitsreaktion, bestehende Knochenmarkdysfunktion, Vorsicht bei vorbestehender Transaminasenerhöhung und Erhöhung der Cholestaseparameter

NW
- sehr häufig: allergische Hauterscheinungen
- häufig: Arzneimittelfieber, Geschmacksstörungen, Exanthem, Pruritus, Lupus-like-Syndrom, Leberschäden bei höherer Dosis, Strumavergrößerung, Vaskulitis, Agranulozytose, Lymphadenopathie

Cave! bei Symptomen einer Agranulozytose sofort Therapie abbrechen und BB kontrollieren

Tipp
- Therapiedauer mindestens 1–2 J. (bei Behandlung wegen mütterlicher Hyperthyreose kürzer, z. B. 2 bis 3 Mon.), dann Auslassversuch
- Bei Auftreten einer lebensbedrohlichen Hyperthyreose möglichst schnell:
  - Blockade mit Propranolol: 0,1 mg/kg i. v. über 10 Min., dann 1–2 mg/kg/d p. o. in 3 ED und
  - Gabe von Kaliumjodid, z. B. Lugolsche Lösung (Jod 5 %, Kaliumjodid 10 % in Wasser) 3 × 1 Tropf./d
  - evtl. Steroide 2–5 mg/kg
- Vorsichtige Auftitrierung mindert Agranulozytoserisiko

M

Methotrexat

Lantarel, Metex, Mtx

Relevante Darreichungsform

Tabletten	2,5/5/7,5/10/15 mg
Fertigspritzen	2,5/7,5/10/12,5/15 mg
Injektionslösung	5/7,5/15/25/50 mg in 1, 2 oder 4 ml

Indikation

Polyarthritische Formen der schweren aktiven juvenilen idiopathischen Arthritis (JIA) ab dem 3. Lebensjahr bei mangelndem Ansprechen auf nichtsteroidale Antirheumatika; Chemotherapeutikum bei diversen onkologischen Erkrankungen (ALL, NHL), Psoriasis, chronisch entzündliche Darmerkrankungen

Dosierung

Kinder > 2 J. mit JIA, Psoriasis, Colitis ulcerosa (oral/s.c./i.v.)	10–15 mg Mtx/m^2 KOF pro Woche in 1 ED
in Ausnahmen bei therapierefraktären Fällen	20–30 mg MTX/m^2 KOF/Woche
Onkologie	siehe entsprechende Tumorprotokolle

Tipps & Tricks

KI schwere Infekte (Varizellen), Schwangerschaft, Leber- und Nierenerkrankungen, Ulzera des Magen-Darm-Trakts

NW
- sehr häufig: vorübergehender Anstieg der Transaminasen und der AP auf das 2–3-fache der Norm (Max nach 4–5 Tagen, Normalisierung nach 1–2 Wochen), gastrointestinale Beschwerden, Mukositis (meist innerhalb von 14 Tagen reversibel)
- häufig: Leukozytopenie (Beginn einige Tage nach Einnahme, innerhalb von 14 Tagen meist reversibel, selten nach 12–21 Tagen zweite leukopenische Phase), Thrombozytopenie, Anämie, Diarrhö, Exantheme, Pruritus, Kopfschmerzen, Müdigkeit, Haarausfall, bei längerer Einnahme: Nieren-, Lungen- und Leberschädigungen

Tipp
- Bei folgenden Indikationen wird Mtx als steroidsparendes Medikament eingesetzt: schwere Purpura-Schönlein-Hennoch, rezidivierende Glomerulonephritiden
- weitere seltenere Indikationen: Remissionserhalt bei Wegener Granulomatose, Myositis
- zur Verbesserung der Verträglichkeit: Einsatz von Folsäure 1 × 5 mg pro Woche 24–48 h nach Mtx-Gabe (Alternative: 1×1 mg/d)

AWMF aktualisierte, interdisziplinäre S2-Therapieleitlinie der Juvenilen Idiopathischen Arthritis (2. Auflage)

Methylenthioniniumchlorid (Methylenblau)

Methylenblau

Darreichungsform

Injektionslösung	100 mg in 10 ml 100 mg in 100 ml

Indikation

Antidot bei Methämoglobinämie

Dosierung

- initial 1–2 mg/kg/ED langsam i.v. über 5 Min.
- bei therapeutischem Erfolg weitere Gaben (auch oral möglich) nach (1–2–) 4–6 h (MetHb-Konzentration messen!)

Tipps & Tricks

NW Hämolyse, bei Überdosierung hämolytische Anämie mit Innenkörperbildung, Übelkeit, Erbrechen, Kopfschmerzen, blaugrüne Urinfärbung

Cave! Bei fehlendem Erfolg oder Zunahme der MetHb-Konzentration Folgendes bedenken:

- Fehldosierung?
- Glukose-6-Phosphat-Dehydrogenase-Mangel?
- Vorliegen eines pathologischen Globins (HbM)?

Tipp

- wenn MetHb < 30 %, nur auslösende Noxe beseitigen, gleichzeitig mit Methylengabe beginnen, bis MetHb 5–10 % erreicht sind
- Fortsetzung evtl. mit Vitamin C (100 mg/kg/d) bei unsicherer Klinik, fortbestehendem Risiko oder erforderlicher Nachbehandlung ohne lebensnotwendige Indikation für weitere Methylengaben

Methylphenidat

Concerta, Equasym, Medikinet, Methylphenidat, Ritalin

Darreichungsform

Tabletten/Retardtabletten 5/10/18/20/36/40/54 mg

Indikation

Zentral stimulierendes Psychopharmakon, Gabe in der Pädiatrie v. a. bei Aufmerksamkeitsdefizit-/Hyperaktivitätsstörung (ADHS)

Dosierung

Initialtherapie	0,3 mg/kg/ED 2 × tägl. morgens und mittags (nicht abends wegen Schlafstörungen)
	Faustregel: 2,5–5 mg/ED
Intervalltherapie	wöchentliche Steigerung um 0,1 mg/kg/ED bis zur Erhaltungsdosis
	Faustregel: 5–10–15 mg/ED
Aufdosierungsbeispiel	z. B. KG 20 kg; (morgens-mittags-abends) Initial 5-0-0 mg, dann 10-0-0 mg, 10-5-0 mg oder 15-0-0 mg (nach Bedarf wöchentlich steigern)
Erhaltungstherapie	1–2 mg/kg/d in 2 ED, max. 40–60 mg/d
im Verlauf Umstellung auf retardierte Formen wegen gleichmäßiger Wirkung und besserer Compliance	

M

Tipps & Tricks

KI Kinder < 6 J., schwere Hypertonie, Epilepsie, Hyperthyreose, Engwinkelglaukom, Magersucht, Tachyarrhythmien, agitierte Psychosen, Einnahme von MAO-Hemmstoffen, Phäochromozytom, Drogenmissbrauch, familiäre motorisch-verbale Tics

NW
- häufig: Inappetenz, Kopfschmerzen, Schläfrigkeit, Schwindel, Dyskinesien, Tachykardie, Palpitationen, Arrhythmien, RR-Erhöhung, Bauchschmerzen, Mundtrockenheit, Hautausschlag, Fieber, Arthralgie, Ausfall der Kopfbehaarung
- Wachstumsstörungen bei hohen Dosen

Cave! wenn innerhalb von 1 Mon. keine Besserung: ausschleichend absetzen

Tipp
- Umstellung auf retardierte Formen spätestens bei längeren Schulzeiten in den Nachmittag hinein
- BtM-Rezept erforderlich!
- Nur 60 % der hyperkinetischen Kinder sind Responder!
- evtl. alternativ Einstellung auf das nicht BtM-pflichtige Strattera (Atomoxetin) oder das neue Lisdexamfetamin (Elvanse®)
- beim Auftreten starker anorektischer Effekte: Einnahme 1 Stunde nach den Mahlzeiten empfohlen (Einnahme zu den Mahlzeiten kann mit verstärkten anorektischen Effekten einhergehen)

Metoclopramid

Cerucal, Gastronerton, Gastrosil, MCP, Paspertin

Darreichungsform

Suppositorien	10 mg
Tabletten	10 mg
Retardkapseln	15 mg (mite) 30 mg
Tropfen	(2014 vom Markt genommen)
Lösung	5,67 mg in 1 ml
Injektionslösung	10 mg in 2 ml
	50 mg in 10 ml

M

Indikation

Antiemetikum bei Übelkeit, Brechreiz, Migräne, Motilitätsstörungen des oberen Magen-Darm-Trakts

Dosierung

Sgl. und KK (nicht zugelassen)	0,2–0,4 mg/kg/d in 4 ED i. v. oder p. o.
Kdr. < 14 J.	max. 0,1 mg/kg/ED i. v. oder p. o. 3–4 × tägl. (max. 0,5 mg/kg/d i. v. oder p. o.)
Jgdl./Erw.	3 × 10 (bis max. 20) mg/d

Tipps & Tricks

KI für Sgl. und KK < 2 J. nicht zugelassen, mechanischer Ileus, prolaktinabhängige Tumoren, Vorsicht bei Krampfleiden und bei Niereninsuffizienz

NW
- häufig: keine!
- ZNS-Störungen, dyskinetisches Syndrom v. a. bei Kindern, Spätdyskinesien, Diarrhö, Prolaktinerhöhung

Cave!
- in der Pädiatrie werden häufig Tropfen angewendet, aber cave: alle Präparate unterschiedliche Tropfdosierungen (s. o.)
- bei KK Methämoglobinämie möglich!

Tipp bei Dyskinesien Gabe von Biperiden (s. dort)

Metronidazol

Arilin, Clont, Flagyl, Metronidazol, Vagimid

Darreichungsform

Vaginalzäpfchen	100/1.000 mg
Tabletten	250/400/500 mg
Infusionslösung	500 mg in 100 ml

Indikation

Antibiotikum bei Anaerobierinfektionen, nekrotisierender und pseudomembranöser Enterokolitis, vaginalen Infektionen, Amöbiasis, Helicobactergastritis, Morbus Crohn mit Fistelbildung

Dosierung

Sgl.	15–30 mg/kg/d i.v. in 2(–3) ED auch bei KG < 1.200 g	
Kdr. 1–12 J.	Anaerobierinfektion	30 mg/kg/d i.v. in 3 ED
	Trichomoniasis	15 mg/kg/d p.o. in 3 ED über 7 d
	Lambliasis	15 mg/kg/d p.o. in 2 ED über 10 d
	Amöbiasis	30 mg/kg/d i.v. oder p.o. in 3 ED über 10 d
Jgdl.	• 1–2 g/d in 2–3 ED max. 2 g • bei Trichomonas 2 g als Einmaldosis	
Lokaltherapie	1 Vaginalsupp. 100 mg über 5–6 d oder 1 Vaginalsupp. 1.000 mg über 1–2 d	

Tipps & Tricks

KI Störungen der Hämatopoese, schwere Leberschäden

NW häufig: metallischer Geschmack, bitteres Aufstoßen, Zungenbelag, Glossitis, Übelkeit, Erbrechen, Diarrhö, Dunkelfärbung des Urins ohne Krankheitswert (Ursache: Metabolit von Metronidazol), Kopfschmerzen, Ohrensausen, Exanthem, Urtikaria, ZNS-Symptome, Leukopenie, Kandidose

Cave! Infusion langsam über 30–60 Min.

Tipp
- Helicobacter-Eradikation s. Omeprazol
- bei pseudomembranöser Kolitis wesentlich preiswerter als Vancomycin
- Therapiedauer sollte nicht länger als 10 d sein

Mezlocillin

Mezlocillin

Darreichungsform

Trockensubstanz zur Injektion 1/2/4 g

Indikation

Breitspektrumpenicillin mit Wirksamkeit gegen Proteus, Enterokokken, Serratia, Klebsiellen

Dosierung

NG < 1. LW	150(–200–300) mg/kg/d i.v. in 2–3 ED
NG > 1. LW	200(–300) mg/kg/d i.v. in 3 ED
Sgl. ab 1 Mon.	200 mg/kg/d i.v. in 3 ED
Kdr. 1–12 J.	200–(300) mg/kg/d i.v. in 3 ED
Jgdl./Erw.	6 bis max. 12 g/d i.v. in 3 ED

Tipps & Tricks

KI s. Penicillin und Azlocillin
NW s. Penicillin und Azlocillin

Miconazol

Daktar, Fungur, Gyno-Daktar, Infectosoor, Micotar, Mykoderm

Darreichungsform

Creme	20 mg in 1 g
Mundgel	100 mg in 5 g Gel
	20 mg in 1 g

Indikation

Antimykotikum zur topischen Anwendung

Dosierung

Topisch	2–4 × tägl. dünn auftragen
Orale Therapie von Mykosen im Mund-/Rachenraum (Mundgel)	Bsp. Daktar-Mundgel: • 4 × ¼ Messlöffel • Ab 2 J.: 4 × ½ Messlöffel

Tipps & Tricks

NW buccale Anwendung: Übelkeit, Erbrechen; nach längerer Anwendung: Diarrhö, Hautirritationen, Knochenmarktoxizität, Allergie, Venenreizung

Tipp
- systemische Therapie wird nicht mehr angewandt
- breite Wirksamkeit gegen Dermatophyten und Kandida
- lokal wirksamer als Nystatin

Midazolam

Buccolam, Dormicum, Midazolam

Darreichungsform

Tabletten	7,5 mg
Saft	30 ml, 100 ml (2 mg/ml)
Injektionslösung	5 mg in 1 ml
	15 mg in 3 ml
	50 mg in 10 ml
	5 mg in 5 ml
Fertigspritzen zur bukkalen Anwendung	2,5/5/7,5/10 mg

Indikation

Benzodiazepin als Kurznarkotikum, Kurzzeitsedierung, Prämedikation, Status epilepticus

Dosierung

Kurzzeitsedierung/ Prämedikation	oral (Saft)	0,1–0,25 ml/kg (≙ 0,2–0,5 mg/kg) Richtdosis: pro 10 kg 1–2,5 ml
	rektal	0,3–0,7 mg/kg/ED, (max. 15 mg/ED) der i.v.-Lösung rektal
	i.v. oder i.m.	0,05–0,2(–0,4) mg/kg/ED (max. 2,5 mg/ED)

M

Status epilepticus	bukkal (Fertigspritze)	• < 1 J.: 2,5 mg • 1–5 J.: 5 mg • 5–10 J.: 7,5 mg • ab 10 J.: 10 mg
	nasal über MAD (s. u.)/ buccal (i. v.-Lösung)	0,2 mg/kg/ED (max. 5 mg/ED)
	Nasenspray (siehe Tipp)	3 Hübe pro 10 kg
	i. v. oder i. m. 0,05–0,2(–0,4) mg/kg/ED (max. 2,5 mg/ED)	
Dauersedierung	0,05–0,1–0,2 mg/kg/h über Dauerperfusor	
Schnellsedierung (z. B. Sono)	0,1 mg/kg unverdünnt in jedes Nasenloch (i. v.-Lösung)	
MAD (s. u.)	Amp. 5 mg/ml, davon unverdünnt 0,3 mg/kg = 0,6 ml pro 10 kg per MAD auf beide Nasenlöcher verteilt (möglichst nicht mehr als 0,5 ml/Nasenloch)	

M

Tipps & Tricks

KI bei FG und Sgl. bis 4 Mon. nicht zugelassen, sonst s. Diazepam

NW s. Diazepam

Cave!
- Atemdepression, Antidot ist Flumazenil
- keine analgetische Wirkung, daher mit Analgetikum kombinieren
- kann tonische Anfälle unterhalten

Tipp
- Das Nasenspray ist nicht kommerziell erhältlich. Rezepturhinweise sind im Formularium der Bundesvereinigung Deutscher Apotheker erhältlich.
- MAD: „mucosal atomization device“ = Spritzensytem zur intranasalen Applikation
- für nasale/bukkale Anwendung mit oder ohne MAD immer kleinstmögliche Gesamtmenge (5 mg/ml-Ampulle), Patienten vorwarnen: „brennt“ auf Schleimhaut
- bevorzugt bei Schädel-Hirn-Trauma zur Intubation, da RR weniger beeinträchtigt

- Amp. 5 mg/5 ml =1 mg/1 ml
- davon 0,1–0,2 ml/kg i. v. = 0,1–0,2 mg/kg (max ED 2,5 mg = 2,5 ml)

Milrinon

Corotrop, Milrinon Hikma

Darreichungsform

Injektionslösung	1 ml enthält 1 mg Milrinon (max. Infusionskonzentration 0,2 mg/ml in G5 % [pH 3–4], NaCL 0,9 %)

Indikation

- additive Kurzzeitbehandlung (<72 Stunden) der schweren katecholaminrefraktären akuten Herzinsuffizienz, die mit den üblichen Behandlungsprinzipien nicht befriedigend behandelbar ist
- Low Cardiac Output mit hohem (!) systemischem Widerstand („weißer" Schock)
- dilatative Kardiomyopathie
- neonatale persistierende pulmonale Hypertension

Dosierung

FG < 30. SSW	Initialdosis	135 ug/kg über 3 h i. v.
	Erhaltungsdosis	0,2 ug/kg/Min. i. v.
NG > 30. SSW	Initialdosis	75 ug/kg über 60 Min. i. v.
	Erhaltungsdosis	0,5–0,75 ug/kg/Min. i. v.
Kdr. und Jgdl.	Dosisbereich	0,25–1,0 ug/kg/Min. i. v.

Tipps & Tricks

KI obstruktive Kardiomyopathie, Hypovolämie, Hypotension

NW arterielle Hypotension, Herzrhythmusstörung, Thrombozytopenie

WW Inkompatibilität mit Furosemid, Imipenem/Cilastin, Procainamid, d. h. nicht zusammen infundieren (Extrazugang!)

Tipp Zur weiterführenden Kreislaufstabilisierung bei der PPHN (z. B. bei Zwerchfellhernie) ist Kombination mit Suprarenin sinnvoll.

Montelukast

Montelair, Montelubronch, Singulair (mini, junior)

Darreichungsform

Kautabletten	4/5 mg
Granulat	4 mg
Filmtabletten	10 mg

Indikation

Oraler Leukotrienantagonist zur Asthmatherapie (Stufe II und III); zur Symptomlinderung einer saisonalen allergischen Rhinitis bei Patienten ab 15 Jahren, für die Montelukast bei Asthma angezeigt ist

M

Dosierung

Kdr. 2–6 J.	1 × 4 mg tägl. p. o. vor dem Schlafengehen
Kdr. 6–14 J.	1 × 5 mg tägl. p. o vor dem Schlafengehen
Jgdl. ≥ 15. J.	1 × 10 mg tägl. p. o vor dem Schlafengehen

Tipps & Tricks

KI Überempfindlichkeit gegen Montelukast

NW
- häufig: Kopfschmerzen, Hyperaktivität, Bauchschmerzen, Diarrhö, ekzematöse Dermatitis, Durst
- Zusammenhang Leukotrien-Rezeptorantagonisten-Therapie (Montelukast) und Churg-Strauss-Syndrom nicht belegt

Tipp Wirkung setzt meist schon nach einem Tag ein, dann häufig Reduktion der anderen Asthmamedikamente möglich, Steroideinspareffekt wird diskutiert

Morphin

Capros, M-long, Morphin, MST, Oramorp, Sevredol

Darreichungsform

Tropfen	5/20 mg in 1 ml (entspr. 5 % und 20 %)
Filmtabletten	10/20 mg
Retardkapseln/-tabletten (Morphinsulfat)	10/20/30/50/60/100/200 mg
Trinkampullen	10, 30, 100 mg in 5 ml
Suppositorien (Morphinsulfat)	10/20/30 mg
Injektionslösung (Morphin-HCl/-sulfat)	10 mg in 1 ml 20 mg in 1 ml 100 mg in 5 ml 100 mg in 10 ml 200 mg in 10 ml

Indikation

Zentral wirksames starkes Analgetikum und Sedativum, Einsatz auch bei Fallot-Krise (hypoxämischen Anfall), neonatalem Drogenentzug

Dosierung

Oral	Tropfen	0,2–0,3(–0,5) mg/kg/ED p. o. alle 4 h
	Morphin-Saft 5 %	5 mg in 1 ml ≙ 16 Tropf. Richtdosis: pro 10 kg 2,5 mg ≙ 8 Tropf.
	Retard-Tabl.	0,5–1 mg/kg/ED p. o. alle 8–12 h (evtl. auch rektal)
Parenteral	Sgl.	0,05–0,1 mg/kg/ED i. v., i. m., s. c. (verdünnte Lösung!) bis 6 ED/d
		0,01–0,1 mg/kg/h als Dauerinfusion
	Kdr.	0,1–0,2 mg/kg/ED i. v., i. m., s. c. bis 6 ED/d
		0,01–0,1(–1,0) mg/kg/h als Dauerinfusion
	Erw.	5–10 mg/ED i. v., i. m., s. c. bis 6 ED/d

Tipps & Tricks

KI s. Fentanyl

NW s. Fentanyl

Tipp
- Therapie des neonatalen Drogenentzugs (z. B. bei Heroinabusus in der Schwangerschaft) nach Finnegan-Score mit Tinctura Opii (DAB) (entspricht 1 % Morphinlösung), ggf. in Kombination mit Phenobarbital:
  bei 25-facher Verdünnung der Tinctura opii → 0,4 mg Morphinbase/1 ml Lösung → Dosierung der Morphinbase: 0,3–0,8 mg/kg/d in 4–6 ED
- v. a. gute Beeinflussung der gastrointestinalen Entzugssymptome!
- Antidot: Naloxon (s. dort)

N

Naloxon

Naloxon

Darreichungsform

Injektionslösung	0,4 mg in 1 ml 0,04 mg in 1 ml (Narcanti neonatal)

Indikation

Opiatantagonist zur Therapie der Atemdepression nach Opiatgabe an Kind (oder Mutter unter der Geburt), Antidot bei Opiatintoxikation

Dosierung

Antagonisierung von Opiat-Narkotika, z. B. in der Neonatologie	• 0,01 mg/kg/ED i. v. (notfalls auch i. m. oder intratracheal) = 0,5 ml/kg/ED Narcanti Neonatal • bei Bedarf repetitive Dosis alle 2–3 Min.: z. B. bei KG 2 kg = ½ Amp. Narcanti Neonatal (= 0,2 mg); bei KG 4 kg = 1 Amp. Narcanti Neonatal (= 0,4 mg)

Opiat-Vergiftung	• initial 0,01 mg/kg/ED i. v. • wenn keine Wirkung innerhalb von 2–3 Min., dann 0,1 mg/kg/ED i. v. • wenn keine klinische Symptomverbesserung, Diagnose der Intoxikation überdenken
	Alternative zu Repetitivdosen: Naloxon-Dauerinfusion initial 5 µg/kg/h, dann individuelle Dosisanpassung (2,5–30 µg/kg/h)

Tipps & Tricks

KI Vorsicht bei Herzinsuffizienz, chronischer Opiateinnahme, Opiatentzug, Verwendung von Buprenorphin, Einnahme kardiotoxischer Sustanzen

NW sehr häufig: Übelkeit und Erbrechen bei zu schneller Injektion (langsame i. v. Gabe über 30 Sek.), Blutdruckanstieg, akutes Entzugssyndrom, nach einer Operation Aufhebung der Analgesie

Cave! Wirkungsdauer kürzer als bei den meisten verwendeten Opiaten, daher häufig Repetitivdosen notwendig und Dauerbeobachtung des Patienten unerlässlich

Tipp
- verminderte Naloxonwirkung bei Intoxikationen mit Mischpräparaten, ausgeprägter Hypoxie oder postiktalem Zustand
- Methadon ist besonders langwirkend, daher bei Intoxikation mit häufigen Naloxongaben rechnen!
- Dosen bis zu 1 mg/kg werden meist ohne NW vertragen, daher notfalls obere Dosisbereiche ausnutzen!

Amp. 0,4 mg/ml ad 4 ml mit NaCl 0,9 %
→ 1 ml enthalten 0,1 mg Naloxon
davon 0,1 ml/kg i. v. ≙ 0,01 mg/kg

Naproxen

Aleve, Dolormin f. Frauen, Dolorsan femina, Dysmenalgit, Naproxen, Proxen

Darreichungsform

Tabletten	220/250/500/750/1.000 mg
Saft/Suspension	250 mg in 5 ml (in Deutschland vom Markt)

Indikation

Analgetikum, Antirheumatikum, nichtsteroidales Antiphlogistikum, schmerzhafte Beschwerden während der Regelblutung (primäre Dysmenorrhö)

Dosierung

Analgesie	10(–15) mg/kg/d p. o. in 2 ED
Juvenile ideopathische Arthritis	10–15(–20) mg/kg/d p. o. in 2 ED (max. 1.500 mg/d)
Dysmenorrhö	Beginn mit 250–500 mg als ED, dann 250 mg max. alle 8 h

Tipps & Tricks

NW
- sehr häufig: Magen-Darm-Beschwerden wie Übelkeit, Erbrechen, Sodbrennen, Magenschmerzen, Völlegefühl, Obstipation, Diarrhö, geringfügige Blutverluste im Magen-Darm-Trakt, die in Ausnahmefällen eine Anämie verursachen können
- häufig: Überempfindlichkeitsreaktionen, wie Exanthem, Pruritus, Purpura oder Ekchymosen, angioneurotisches Syndrom, periphere Ödeme, Hörstörungen, Kopfschmerzen, Schwindel, Schlaflosigkeit, Erregung, Müdigkeit

Cave!
- erst ab 12 Jahren zugelassen
- unter Einnahme erhöhte Lichtempfindlichkeit der Haut, deshalb konsequenter Sonnenschutz empfohlen

AWMF Aktualisierte, interdisziplinäre S2-Therapieleitlinie der Juvenilen Idiopathischen Arthritis (2. Auflage)

N

Natriumnitroprussid

nipruss Infusion, Trockensubstanz

Darreichungsform

Trockensubstanz zur Infusion	60 mg/Ampulle (1 ml der 2-prozentigen Stammlösung enthält 20 mg)

Indikation

Hypertensiver Notfall, Akuttherapie der schweren Linksherzinsuffizienz

Dosierung

i. v.	• Beginn mit 0,5 µg/kg/Min. • je nach Effekt steigern bis max. 8 µg/kg/Min. als Dauerinfusion
Übliche Dosis	3–4 µg/kg/Min.

Tipps & Tricks

KI Aortenisthmusstenose, Hypothyreose, Lebersche Optikusatrophie, Vitamin-B_{12}-Mangel, metabolische Azidose, intrapulmonale arteriovenöse Shunts

NW
- Schwindel, Schwäche, Übelkeit, Erbrechen, Tachykardie, Hypotonie, metabolische Azidose
- Symptome einer möglichen Zyanidvergiftung (s. u.): Schwindel, Kopfschmerzen, Appetitlosigkeit, Schlafstörungen, Nervosität, Hypothyreose, Durchfälle, Erbrechen, Inkontinenz, Psychose, Paralyse, Koma

Cave!
- Verstoffwechselung zu Zyanid, Zyanidvergiftung v. a. bei mehrtägiger Infusion oder höheren Mengen (ab 6 µg/kg/Min.)
- Thiozyanatspiegel bestimmen (soll < 10 mg/dl liegen)
- evtl. gleichzeitig mit Gabe von Natriumnitroprussid auch Natriumthiosulfat infundieren
- bei Zyanidvergifung Antidot einsetzen: 4-DMAP (Dimethylaminophenol) 3–4 mg/kg i. v., nachfolgend Natriumthiosulfat 50–100 mg/kg i. v.
- bei Niereninsuffizienz nur kurzfristige Therapie, dann mit Hypothyreoseeffekt rechnen (kompetitive Hemmung der Jodaufnahme)

Tipp
- Substanz ist lichtempfindlich, daher Lichtschutz!
- Anwendung in der Pädiatrie nur unter Intensivbedingungen und arterieller blutiger Blutdruckmessung, möglichst auch ZVD-Messung!
- vor Anwendung unbedingt Hypovolämie beseitigen

Neostigmin

NEOSTIG, Neostigmin, Neostigmin-Rotexmedica

Darreichungsform

Injektionslösung 0,5 mg in 1 ml

Indikation

Systemisch: Antagonisierung nichtdepolarisierender Muskelrelaxanzien, cholinergische Anregung bei paralytischem Ileus, Myasthenia gravis

Dosierung

Antagonisierung nicht depolarisierender Muskelrelaxanzien	Sgl.	0,025–0,1 mg/kg/ED i. v. mit Atropin (s. u.)
	Kdr.	0,025–0,08 mg/kg/ED i. v. mit Atropin (s. u.)
	Erw.	0,5–2,0 mg/ED i. v. mit Atropin (s. u.), max. 2,5 mg/ED
Paralytischer Ileus	0,01 mg/kg i. v. verdünnt über 1–2 h	
Myasthenia gravis: Diagnostik	Sgl.	0,05 mg/ED i. m.
	Kdr.	0,04 mg/kg/ED i. m. (ca. 0,3–0,5 mg/ED i. m.)
	Erw.	0,022 mg/kg/ED i. m.
Myasthenia gravis: therapeutische Anfangsdosis	NG u. Sgl.	0,3 mg/kg/ED p. o. alle 4 h
		0,01 mg/kg/ED i. m. alle 4 h
		(0,01–0,1 mg/kg i. v. bei Lebensgefahr)
	ältere Kdr.	0,3 mg/kg/ED p. o. alle 3–4 h
		0,01 mg/kg/ED i. m. alle 3–4 h
		(0,01–0,1 mg/kg i. v. bei Lebensgefahr)

	ältere Kdr.	ggf. bei Sorge um gefährliche cholinergische NW, z. B. Bradykardie, zuerst Gabe von Atropin 0,01–0,02–(0,04) mg/kg/ED i. v.
	weitere Dosis muss individuell eruiert werden	

Tipps & Tricks

KI Gleichzeitige Gabe von depolarisierenden Muskelrelaxanzien, Iritis, Asthma bronchiale, Thyreotoxikose, Obstruktionsileus (Gastrointestinum und Harnwege), Myotonie, postoperative Schock- und Kreislaufkrisen, Vorsicht bei Bradykardie, Hypotonie, Herzinsuffizienz

NW
- sehr häufig: bei postoperativem Einsatz Bradykadien, Schwitzen, Spasmen, Lähmungen, Salivation, Diarrhö, Übelkeit, Erbrechen, Miosis, Lakrimation, Atemdepression, Anfälle, Bradykardie, Asystolie, Bronchospasmus, cholinerge Krise bei Myasthenia gravis

Cave! „Therapeutische Resistenz“ bei Langzeittherapie

Tipp Antidot ist Atropin (s. dort); Mittel der Wahl bei Myasthenie ist Pyridostigmin (s. dort), da weniger NW

N

Nifedipin

Adalat, Aprical, Corinfar, Nifecal, Nifeclair, Nifedipin

Darreichungsform

Tabletten/Retardtabletten	10/20/30/40/50/60 mg
Kapseln	5/10/20 mg
Retardkapseln	10/20/40 mg
Tropfen	20 mg in 1 ml Lösung
Infusionslösung	5 mg in 50 ml Lösung

Indikation

Antihypertensivum, Behandlung der hypertensiven Krise, Antianginosum, Therapie des Raynaud-Syndroms, medikamentöse Therapie der Achalasie

Dosierung

Akute Hypertension	oral	(0,05–)0,3–**0,5**(–1,0) mg/kg/ED als Zerbeißkapsel oder Tropf., repetitive Dosis nach 20–30 Min.
		1Tropf. ≙ 1 mg Richtdosis: = 0,5 mg/kg → pro 10 kg 5 Tropf. ≙ 5 mg
	i.v.	0,5–1(–4) µg/kg/ED
		0,2–0,5(–1) µg/kg/Min. als Dauer-infusion
Dauertherapie der Hypertension	0,5–2(–4) mg/kg/d in 1–2 ED bei Retardpräparaten oder in 2–3 ED bei Nichtretardpräparaten	
Achalasie	5 mg p. o. 20 Min. vor der Mahlzeit	

Tipps & Tricks

KI Hypotonie, höhergradige Aortenstenose, instabile Angina pectoris, akuter Myokardinfarkt

NW
- sehr häufig: Periphere Ödeme, Kopfschmerzen
- häufig: Schwindel, Benommenheit, Schwächegefühl, Flush, Erythem, Tachykardie, Hypotonie, Knöchelödeme, Blutbildveränderungen

WW möglichst nicht mit H_2-Blockern gleichzeitig verwenden (starker RR-Abfall)

Cave! i. v. Lösung ist lichtempfindlich, daher vor Licht schützen (schwarze Perfusorspritze und -leitung)

Tipp
- bei hypertensiver Krise Kapseln immer zerbeißen lassen
- bei Säuglingen oder Kleinkindern Kapselinhalt mit Tuberkulinspritze in den Mund träufeln

Nitrazepam

Dormalon Nitrazepam, Eatan, Imeson, Mogadan, Nitrazepam, Novanox, Radedorm

Darreichungsform

Tropfen	5 mg in 1 ml (= ca. 35 Tropf.)
Tabletten	5/10 mg

Indikation

Antiepileptikum bei BNS-Anfällen und myoklonisch-astatischer Epilepsie, Kurzzeitbehandlung Schlafstörung

Dosierung

Richtdosis		4,3 mg/m² KOF
Schlafstörungen	< 1 J.	1 Tropf./Lebensmonat Einmaldosis vor dem Einschlafen
	1–5 J.	10–20 Tropf. Einmaldosis vor dem Einschlafen
	6–14 J.	20 Tropf. oder 1/2–1 Tbl. 5 mg Einmaldosis vor dem Einschlafen
Antiepileptikum		0,3–1,0 mg/kg/d als Einmalgabe (max. 2,5–5 mg bei Sgl. und KK)

Tipps & Tricks

KI s. Diazepam
NW s. Diazepam
Tipp Einsatz bei BNS-Anfällen, wenn Medikamente der ersten Wahl nicht erfolgreich sind
AWMF Therapie der Blitz-Nick-Salaam Epilepsie (West-Syndrom) (S3)

Nitrofurantoin

Furadantin retard, Nifurantin, Nifuretten, Nitrofurantoin retard-ratiopharm, Uro-Tablinen

Darreichungsform

Kapseln	50/100/150 mg
Dragees	20/100 mg
Tabletten	50 mg

Indikation

Akute, chronische und rezidivierende Harnwegsinfektionen, Reinfektionsprophylaxe von Harnwegsinfektionen

Dosierung

Sgl. 3–12 Mon.	• 3 mg/kg/d in 2 ED p. o., bei Therapiedauer von mehr als 2 Wo. ggf. ab der 3. Wo. Dosisreduktion auf 50 % • Reinfektionsprophylaxe mehrmonatige Langzeittherapie: 1 mg/kg/d in 2 ED
Kdr. 6–10 J.	• 3–5 mg/kg/d in 2 ED p. o., bei Therapiedauer von mehr als 2 Wo. ggf. ab der 3. Wo. Dosisreduktion auf 50 % • Langzeittherapie: 1 mg/kg/d in 2 ED (s. o.)
Jgdl./Erw.	• 300 (bis max. 400) mg/d in 3–4 ED p. o., bei Therapiedauer von mehr als 2 Wo. ggf. ab der 3. Wo. Dosisreduktion auf 50 % • Langzeittherapie 50–100 mg in 1 ED (s. o.)
Reinfektionsprophylaxe	1–1,5(–2) mg/kg in 1 ED abends nach dem letzten Wasserlassen vor dem Schlafengehen; Dauer: 1 J.

N

Tipps & Tricks

KI Neuritiden, Niereninsuffizienz, Sgl. < 2 Mon., Glukose-6-Phosphat-Dehydrogenase-Mangel

NW
- sehr häufig: dosisabhängig Magen-Darm-Störungen, wie Übelkeit, Erbrechen, Appetitlosigkeit
- häufig: Kopfschmerzen, Schwindelgefühl, Ataxie, Nystagmus, Lungenödem, interstitielle Pneumonie

Cave! bei Auftreten von Parästhesien, allerg. Hautreaktionen, Cholestase und pulmonalen Reaktionen sofort absetzen!

Tipp
- wegen gastrointestinaler NW mit Milch oder zur Mahlzeit geben
- erfasst nicht Pseudomonas aeruginosa
- erreicht keine nennenswerten Serumspiegel und wird nur im Harn ausgeschieden (Cave Niereninsuffizienz)

Norepinephrin/Noradrenalin

Arterenol

Darreichungsform

Injektionslösung (1 : 1.000)	1 mg in 1 ml 25 mg in 25 ml

Indikation

„Reservekatecholamin" bei Sepsis, Schock, Anaphylaxie, Enterothorax; v. a. zur Aufrechterhaltung des koronaren Perfusionsdrucks

Dosierung

Erhöhung des präkapillaren Gefäßtonus (Sepsis, Anaphylaxie, volumenrefraktäre Hypotension)	0,05–0,1–0,3 µg/kg/Min. als Dauerinfusion (Perfusor)
α-adrenerge Wirkung, z. B. zur Aufrechterhaltung des koronaren Perfusionsdrucks	0,3–2–4 µg/kg/Min. als Dauerinfusion (Perfusor)

Tipps & Tricks

KI s. Adrenalin

NW s. Adrenalin

Cave! möglichst nur über ZVK geben!

Tipp Bei richtiger Anwendung ist eine niedrige Noradrenalindosis häufig besser als eine Dopaminhöchstdosis.

Neonatologie: 1,44 × kg KG in mg auf 24 ml Trägerlösung, z. B. Glukose 5 %:

- 1,0 ml/h am Perfusor = 1 µg/kg/Min.
- 10 ml/h am Perfusor = 10 µg/kg/Min.

Noscapin

Capval

Darreichungsform

Saft	50 mg in 10 ml
Tropfen	25 mg in 1 ml
Dragees	25 mg

Indikation

Antitussivum

Dosierung

KK 6 Mon.–3. J.	3 (bis max. 6) × 8 Tropf./d
	2 × 2,5 ml/d Saft
Kdr. 3–12 J.	3 (bis max. 6) × 15 Tropf./d
	3 × 5 ml/d Saft
	3 × 1 Dragee/d
Kdr. > 12 J.	3 (bis max. 6) × 30 Tropf./d
	3 × 10 ml/d Saft
	3 × 2 Dragees/d

N

Tipps & Tricks

NW häufig: Kopfschmerzen; Benommenheit
Cave! Tropfen enthalten Ethanol (Tropf. 30 Vol.-%)

Nystatin

Adiclair, Biofanal, Candio-Hermal, Lederlind, Moronal, Mykoderm, Nystaderm, Nystatin

Darreichungsform

Suspension/Tropfen	100.000 IE in 1 ml
Filmtabletten	500.000 IE

Mundgel	100.000 IE in 1 g
	25.000.000 IE in 100 g
Creme	100.000 IE in 1 g
Vaginaltabletten	100.000 IE
Uvula	100.000 IE
	200.000 IE

Indikation

Antimykotikum

Dosierung

Oral bei topischer intestinaler Behandlung	Sgl. < 1.500 g	3 × 100.000 IE
	Sgl. > 1.500 g	3 × 150.000 IE (bis max. 800.000 IE in 3–6 ED)
	Kdr. 1–12 J.	1,6–2,4 Mio. IE/d in 4 ED
	Jgdl.	1,6–2,4–4,5 Mio. IE/d in 4 ED
Topisch	Hautmykosen, Windeldermatitis	2–4 ED/d, bei nässenden Läsionen Pasten und evtl. austrocknende Lösungen (z. B. Pyoktanin) verwenden
	Mundsoor	0,5–1 ml Suspension 4 ×/d oder 1 g Mundgel 3–6 ×/d
	Vaginalmykosen	1 ED abends per ovulum oder Vaginaltablette über 10 Tage

Tipps & Tricks

NW gute Verträglichkeit; selten gastrointestinale Störungen, sehr selten Überempfindlichkeit

Tipp Nystatin wird nicht resorbiert

Omalizumab

Xolair

Darreichungsform

Injektionslösung in Fertigspritze 75/150 mg in 0,5/1 ml
Nur zur s. c. Anwendung!

Indikation

Zusatztherapie bei schwerem Asthma bronchiale (Stufe 4) bei Kindern ab 6 J.; nur für Patienten mit IgE-vermitteltem Asthma geeignet

Dosierung

Dosisfestlegung anhand von Körpergewicht und Gesamt IgE-Wert vor Therapiebeginn							
75–600 mg Omalizumab alle 2–4 Wochen s. c. nur durch med. Fachpersonal							
Verabreichung alle 4 Wochen (mg/Dosis s. c.)							
	Körpergewicht (kg)						
IgE-Basiswert (I. E./ml)	**> 20–25**	**> 25–30**	**> 30–40**	**> 40–50**	**> 50–60**	**> 60–70**	**> 70–80**
≥ 30–100	75	75	75	150	150	150	150
> 100–200	150	150	150	300	300	300	300
> 200–300	150	150	225	300	300	*	
> 300–400	225	225	300	*			
> 400–500	225	300	*				

> 500–600	300	300	*				
> 600–700	300	*					

Verabreichung alle 2 Wochen (mg/Dosis s. c.)							
	Körpergewicht (kg)						
IgE-Basiswert (I. E./ml)	> 20–25	> 25–30	> 30–40	> 40–50	> 50–60	> 60–70	> 70–80
≥ 30–100	**						
> 100–200	**						
> 200–300	**					225	225
> 300–400	**			225	225	225	300
> 400–500	**		225	225	300	300	375
> 500–600	**		225	300	300	375	X
> 600–700	**	225	225	300	375	X	

* Verabreichung alle 2 Wochen (s. u.)
** Verabreichung alle 4 Wochen (s. o.)
X Nicht verabreichen – Daten für eine Dosisempfehlung sind nicht verfügbar

Tipps & Tricks

KI akute Asthma-Exazerbation, Status asthmaticus, Autoimmunerkrankungen

NW
- sehr häufig: Fieber, Kopfschmerzen
- häufig: Oberbauchschmerzen, Pruritus an der Einstichstelle
- gelegentlich: Synkope, Parästhesien, Hautreaktionen

Cave!
- hohes Risiko für Wurmerkrankungen!
- Anaphylaxiegefahr bis zu 24 h nach Anwendung!

Omeprazol

Antra, Omebeta, Omep, Omeprazol, Ulcozol

Darreichungsform

Kapseln	10/20/40 mg
Tabletten (magensaftresistent)	10/20/40 mg
Trockensubstanz zur Infusion	40 mg

Indikation

Ulcus ventriculi et duodeni, Refluxösophagitis, Helicobacter-pylori-Eradikation, Begleittherapie bei akuter Pankreatitis

Dosierung

Oral	0,5–1(–3) mg/kg/d in 1–2 ED (max. 40 mg/d)	
i. v.	0,25 mg/kg/ED (40 mg/ED bei Erwachsenen) 1 × tägl., Wirkungsplateau nach den ersten vier Dosen	
Helicobacter-pylori-Eradikation Standardtherapie: Om/Amoxi/Clari bzw. Om/Amoxi/Metro	**Omeprazol**	1–2 mg/kg in 2 ED, max. 2 × 40 mg
	Amoxicillin	70 mg/kg in 2 ED, max. 2 × 1 g
	Clarithromycin	25 mg/kg in 2 ED, max. 2 × 500 mg
	Metronidazol	20 mg/kg in 2 ED, max. 2 × 500 mg
	Therapiedauer	7 Tage (bei vorliegendem Resistogramm) 14 Tage (ohne Resistenztestung)
	Kontrolle des Therapieerfolges	durch Atemtest oder HP-Stuhl-Antigen: 4–6 Wo. nach Therapieende

Tipps & Tricks

KI Säuglinge und Kinder aufgrund mangelnder Erfahrung, in manchen Kliniken werden allerdings schon Säuglinge mit Omeprazol behandelt

NW häufig: Müdigkeit, Schlafstörungen, Schwindel, Kopfschmerzen, Diarrhö, Verstopfung, Übelkeit, Erbrechen, Pankreatitis, allergische Reaktionen, BB-Veränderungen, Schwindel, Seh- und Hörstörungen

Cave!
- wegen V.a. auf irreversible Sehstörungen insbesondere unter i.v. Therapie, **keine Bolusgabe,** sondern Kurzinfusion oder besser orale Gabe

Tipp
- bei Eradikation: Verabreichung des Protonenpumpenhemmers präprandial, der Antibiotika postprandial
- Wegen zunehmender Antibiotika-Resistenz sollte vor Therapie eine kulturelle Anzucht des Keims (Gastroskopie!) durchgeführt werden.

Orale Gabe bei Sgl. oder KK: Antra MUPS® Kps. öffnen, in Wasser auflösen und als Lösung verabreichen.

Ondansetron

Axisetron, Cellondan, Zofran

O

Darreichungsform

Tabletten	4/8 mg
Injektionslösung	4/8 mg in 2/4 ml

Indikation

Übelkeit und Erbrechen bei Chemo- und Strahlentherapie

Dosierung

- 5 mg/m^2 KOF i.v. 15 Min. vor Chemotherapie
- anschließend 4 mg p.o. alle 12 h über 5 Tage (ggf. anderes Dosierungsschema gemäß standardisiertem Therapieprotokoll)

Tipps & Tricks

KI Kinder < 4 J., schwere Darmobstruktion

NW
- sehr häufig: Kopfschmerzen
- häufig: Wärmegefühl, Flush, Obstipation, insb. bei wiederholter Anwendung lokale Irritationen an der Einstichstelle

Tipp Wirkungsoptimierung durch gleichzeitige Gabe von Dexamethason (2 mg/kg/d möglichst nur als Kurzzeittherapie über wenige Tage)

Oxacillin

Infectostaph

Darreichungsform

Trockensubstanz zur Injektion 0,5/1,0 g

Indikation

Penicillinasefestes Penicillin, Gabe v. a. bei Staphylokokkeninfektion und schlecht durchblutetem Infektionsherd

Dosierung

FG u. NG ≤ 3 kg KG	40 mg/kg/d in 2 ED i. v.
	60 mg/kg/d in 2 ED i. m.
Sgl. ≤ 3 Mon.	60 mg/kg/d in 3 ED i. v./i. m.
Sgl. > 3 Mon.	80–100(–200) mg/kg/d in 3–4 ED i. m., i. v.
Kdr. 1–6 J.	80–150 mg/kg/d 1–2 g/d in 3–4 ED i. v.
Kdr. > 6 J.	80–150 mg/kg/d 2–4 g/d in 4–6 ED i. v.
	2–4 g/d in 4 ED i. m. (> 40 kg KG)
Jgdl. u. Erw.	2–8–(12 g)/d in 3–4 ED i. v. (max. 12 g)

Tipps & Tricks

KI Penicillinüberempfindlichkeit

NW häufig: Exantheme, Stomatitis, Magen-Darm-Störungen (Übelkeit, Erbrechen, Bauchschmerzen, Appetitlosigkeit, Durchfall, Enterokolitis), Urtikaria, ZNS-Symptome v. a. bei hohen Dosen, Geschmacksstörungen, Mundtrockenheit

Cave! bei Niereninsuffizienz Dosisreduktion

Oxybutinin

Cystonorm, Dridase, Oxybugamma, Oxybutin, Oxybutyrin, Oxymedin, Spasyt

Darreichungsform

Tabletten 2,5/5 mg

Indikation

Behandlung der Dranginkontinenz bei Detrusorinstabilität (Parasympatholytikum)

Dosierung

O

Kdr. > 5 J.	• Initialdosis: 2 × 2,5 mg/d • Dosiserhöhung bis max. 0,3–0,4 mg/kg/d, max. 15 mg/d • danach individuell niedrigste effektive Erhaltungsdosis	
	5–9 J. (20–30 kg)	3 × 2,5 mg/d
	9–12 J. (30–38 kg)	2 × 5 mg/d
	> 12 J. (> 38 kg)	3 × 5 mg/d

Tipps & Tricks

KI Kinder < 5 J., Pollakisurie infolge Herz- und Niereninsuffizienz, Harnwegsstenosen, Glaukom bei flacher Vorderkammer, tox. Megakolon, Darmverschluss, Hiatushernie mit Refluxösophagitis, Colitis ulcerosa, Myasthenia gravis, Darmatonie

NW
- sehr häufig: Mundtrockenheit
- häufig: Vertigo, Benommenheit, Pupillenerweiterung, Verschwommensehen, Übelkeit, Obstipation, abdominale Beschwerden, Dyspepsie, Hautrötung

Cave! Bei Fieber oder Hitze kann die Therapie möglicherweise über die Abnahme der Schweißdrüsensekretion eine Dehydratation bzw. einen Hitzschlag verursachen.

P

Palivizumab

Synagis

Darreichungsform

Injektionslösung	50 mg in 0,6 ml 100 mg in 1,0 ml

Indikation

Prävention der durch RSV hervorgerufenen Infektionen der unteren Atemwege für folgende Risikokinder:
- Kinder, die in der 35. Schwangerschaftswoche oder früher geboren wurden und zu Beginn der RSV-Saison jünger als 6 Monate sind, mit zusätzlichen Risikofaktoren (Geschwisterkinder im Kindergarten, neurologische Grunderkrankung, Entlassung unmittelbar vor/während RSV-Saison)
- Kinder < 2 J., die innerhalb der letzten 6 Monate wegen bronchopulmonaler Dysplasie behandelt wurden
- Kinder < 2 J. mit hämodynamisch signifikanten angeborenen Herzfehlern

Dosierung

15 mg/kg KG i. m. alle 4 Wochen während der RSV-Saison
(Zulassung für max. 5 Gaben/Saison)

Tipps & Tricks

KI Überempfindlichkeit gegen monoklonale humane Antikörperprodukte

NW
- häufig: Fieber, Reaktionen an der Injektionsstelle, Luftwegsinfektzeichen, Leukopenie, Ekzem, Magen-Darm-Symptome, Transaminasenerhöhung
- selten: Apnoe, Anaphylaxie

Cave! Verschiebung der Injektion bei akutem Infekt, Vorsicht bei Thrombozytopenie, bei Überdosierung bislang keine medizinisch relevanten Folgen aufgetreten

Tipp
- „Gruppeninjektionen" wegen sehr hohem Preis, bei vielen kassenärztlichen Vereinigungen Angaben von Sonderziffern möglich, um Medikamentenbudget nicht zu belasten
- siehe auch „Wirtschaftliche Verordnungsweise von SYNAGYS gemäß Therapiehinweis des G-BA (vom 27.11.2008)

AWMF Leitlinie zur Prophylaxe von schweren Erkrankungen durch Respiratory Syncytial Virus (RSV) bei Risikokindern (S2k)

Pancuroniumbromid

Pancuronium

P

Darreichungsform

Injektionslösung (2 mg/ml)
4 mg in 2 ml
8 mg in 4 ml

Indikation

Muskelrelaxation, z. B. bei maschineller Beatmung, Gefahr des Air leaks

Dosierung

Initial	0,03–0,04–0,08(–0,1) mg/kg i. v.
Erhaltung	0,01–0,03 mg/kg/ED i. v. nach klinischem Effekt

Relaxierung bei Beatmung in der Neonatologie	0,1 mg/kg/ED i. v. alle 4–6 h

Tipps & Tricks

KI Allergie gegen Bromidionen, keine Intubationsmöglichkeit, Anwendungsbeschränkung bei Erkrankungen des neuromuskulären Systems, wegen langer Wirkdauer nicht bei ambulanten Patienten

NW Tachykardie, Atemmuskellähmung, Obstipation, Ödeme

WW Wirkungsverstärkung durch Inhalationsnarkotika und Aminoglykoside

Cave!
- Blase in regelmäßigen Abständen exprimieren, aber Vorsicht bei FG!
- sorgfältige Kreislaufüberwachung (Gefahr von Hypotension und persistierender pulmonaler Hypertension)

Tipp Antidot sind Neostigmin und Physostigmin

Paracetamol

ben-u-ron, Captin, Paracetamol ct/Hexal/PB/AL/BC/ratiopharm/Stada, PCM, Perfalgan, Vivimed

P

Darreichungsform

Tabletten	500 mg
Saft/Lösung	200 mg in 5 ml
	200 mg in 10 ml
Infusionslösung	10 mg/ml
Pulver zum Auflösen	500/600 mg/Beutel
Suppositorien	75/125/250/500/1.000 mg

Indikation

Analgetikum bei leichten und mittleren Schmerzen, häufiges Antipyretikum in der Pädiatrie

Dosierung

Richtdosis	10–15–20 mg/kg/ED alle (4–)6 h; cave Tagesmaximaldosis (s. u.)	
Suppositorien	Kdr. < 12,5 kg	3–4 × 125 mg/d
	Kdr. > 12,5 kg	3–4 × 250 mg/d
	Kdr. > 6 J.	2–3 × 500 mg/d
	Jgdl. und Erw.	3–4 × 500 mg/d, max. 4.000 mg/d
Saft	pro 10 kg ca. 3,5 ml (= 15 mg/kg) als ED	
	7–9 kg	4 × 2,5 ml Lösung (100 mg)
	10–12 kg	4 × 3,5 ml Lösung (140 mg)
	13–18 kg	4 × 5,0 ml Lösung (200 mg)
	19–25 kg	4 × 7,5 ml Lösung (300 mg)
	26–32 kg	4 × 10 ml Lösung (400 mg)
	33–43 kg	4 × 12,5 ml (500 mg)
Tagesmaximaldosis	50–75 mg/kg/d	
Toxischer Bereich	ab 150 mg/kg/d	

Tipps & Tricks

KI Anwendungsbeschränkung bei Leberfunktionsstörungen, vorgeschädigter Niere, Gilbert-Meulengracht-Syndrom

NW häufig: Magen-Darm-Beschwerden wie Sodbrennen, Übelkeit, Bauchschmerzen; Müdigkeit, leichte Kopfschmerzen, leichte Schläfrigkeit

Tipp bei schweren Fieber-/Schmerzuständen: Paracetamol und Ibuprofen alle (3)–4 h im Wechsel (alternierend, um Tagesrichtdosen nicht zu überschreiten).

INTOX **Symptome:** Übelkeit, Schwitzen, Bauchschmerzen, Leberschädigung, nach 48h symptomarmen Intervall fulminates Leberversagen möglich

Toxischer Dosisbereich: ab 150 mg/kg/d, kritischer Paracetamolspiegel über 150 µg/ml 4 h nach Ingestion

Therapie:

- Magenspülung bei großer Tablettenmenge bis max. 1 h nach Ingestion
- evtl. Kohlegabe; KEINE Gabe von Kohle, wenn ausschließlich orale Acetylcysteingabe geplant ist
- Antidotbehandlung mit ACC bis max. 24 h nach Ingestion indiziert, möglichst innerhalb von 8 h (Dosierung s. Acetylcystein)

Penicillamin

Metalcaptase

Darreichungsform

Tabletten 150/300 mg

Indikation

Vergiftung mit Schwermetallen (Kupfer, Blei, Quecksilber, Zink), Zystinurie, Zystinsteine, Sklerodermie, Morbus Wilson, chronische Polyarthritis (bei Kindern kaum eingesetzt)

Dosierung

Schwermetallintoxikation	25–50(–100) mg/kg/d in 3–4 ED über 5 d (max. 1 g/d)	
M. Wilson	Initialdosis 5 mg/kg/d, alle 14 d steigern bis auf 20 mg/kg/d oder bis zum Wirkungseintritt	
	Sgl. < 6 Mon.	max. 250 mg/d in 3–4 ED
	Kdr. < 12 J.	2(–3) × 250 mg/d; max. Tagesdosis 500(–750) mg
	Kdr. > 12 J.	4 × 250 mg/d; max. Tagesdosis 2 g
Zystinurie	Sgl. und KK	30 mg/kg/d in 3–4 ED
	Schulk. und Jgdl.	1–4 g/d in 3–4 ED

Tipps & Tricks

KI schwere Störungen der Hämatopoese, systemischer Lupus erythematodes, gleichzeitige Gold- oder Chloroquintherapie, Penicillinallergie, Leberparenchymschäden, Niereninsuffizienz

NW
- sehr häufig: Geschmacksstörungen: Hypogeusie bis Ageusie (reversibel nach Dosisreduktion oder Absetzen), gastrointestinale Beschwerden (Inappetenz, Übelkeit, Durchfälle, Magen- und Darmblutungen)
- häufig: Hauterscheinungen überwiegend allergischer Natur (verschiedene Exanthemformen, Erytheme, Urtikaria, papulohämorrhagische Hautläsionen, Purpura) mit gelegentlich Fieber, Nierenschädigung (Immunkomplexnephritis, nephrotisches Syndrom), Panzytopenien, Schleimhautkomplikationen (bukkale oder linguale Ulzerationen)

Cave!
- Verarmung an Spurenelementen und Vit. B_6; Serumspiegelkontrollen empfohlen
- regelmäßige Kontrollen der Eiweißausscheidung im Urin, BB, Eisen und Kupfer im Urin und Serum

Tipp
- Gabe der Einzeldosis 1 h vor oder 2 h nach der Mahlzeit
- bei M. Wilson Kupferausscheidung im Urin überprüfen, bei Ausscheidung < 1 mg/d Dosiserhöhung vornehmen

Penicillin G (Benzylpenicillin)

Infectocillin, Pendysin, Penicillin G, Tardocillin

Darreichungsform

Injektionslösung 0,5/1,0/3,0/5,0/10 Mio. IE

Indikation

Intravenöse, intramuskuläre Antibiotikatherapie bei Infektionen durch penicillinempfindliche Erreger

Dosierung

Standarddosierung	NG	100.000–300.000 IE/kg/d i.m./i.v. in 4–6 ED	
	2–12 Mon.	30.000–500.000 Mio. IE/kg/d in 4–6 ED	
	1–12 J.	30.000–500.000 Mio. IE/kg/d in 4–6 ED	
	> 12 J.	mittlere Dosis	3–8–12 Mio. IE/d in 3–4 ED
		hohe Dosis	18(–max. 24) Mio. IE/d in 3–4 ED
Meningitistherapie	NG (< 2.000 g)	150.000 IE/kg/d i.v. in 2 ED	
	NG (> 2.000 g)	250.000 IE/kg/d i.v. in 4–6 ED	
	2. LW–12 Mon.	0,5 Mio IE/kg/d i.v. in 4–6 ED	
	> 1 Jahr	0,5 Mio IE/kg/d i.v. in 4–6 ED, bis max. 20 Mio IE/d	

Tipps & Tricks

KI s. Penicillin V

NW s. Penicillin V

Tipp Umrechnungswerte von IE zu g:
1 Mio. IE = 0,6 g → 1 g = 1,6 Mio. IE

Penicillin V (Phenoxymethylpenicillin)

Arcasin, Infectocillin, Isocillin, Megacillin, Penhexal, Penicillin Stada/ratiopharm

Darreichungsform

Tabletten	400.000/500.000/600.000/800.000/1.000.000/1.200.000/1.500.000 IE
Trinktabletten	600.000/1.000.000/1.500.000 IE

Saft/Suspension	250.000/300.000/400.000/500.000/750.000 IE in 5 ml
Trockensaft	300.000 IE in 6 ml

Indikation

Orale Antibiotikatherapie bei Infektion durch penicillinempfindliche Erreger; Mittel der Wahl bei β-häm. A-Streptokokken

Dosierung

Sgl. 3–12 Mon.	50.000–100.000 IE/kg/d p.o. in 2–3 ED	
Kdr. 1–12 J.	50.000–100.000 IE/kg/d p.o. in 3–4 ED	
Jgdl./Erw.	3–4 Mio. IE/d p.o. in 3–4 ED, max. Tagesdosis: 6 Mio. IE/d	
Strep-A. Tonsillopharyngitis	100.000 IE/kg	Beispieldosierung: 5 ml enthalten 500.000 IE (pro kg 1 ml Saft)
	10 kg	3 × 3,5 ml
	12 kg	3 × 4 ml
	15 kg	3 × 5 ml
	18 kg	3 × 6 ml
	20 kg	3 × 7 ml (oder 5 ml–5 ml–10 ml)
	bei Kindern nicht mehr als 2 Mio. IE (entspr. 20 ml Saft)	
	Jugendliche >40 kg und Erwachsene	3 × 1 Mio. IE (Mega)

Tipps & Tricks

KI Penicillinüberempfindlichkeit

NW
- häufig: Exantheme, Stomatitis, Magen-Darm-Störungen (Übelkeit, Erbrechen, Bauchschmerzen, Appetitlosigkeit, Durchfall, Enterokolitis)
- Urtikaria, ZNS-Symptome v. a. bei hohen Dosen, Geschmacksstörungen, Mundtrockenheit

WW mögliche Kreuzallergien, z. B. mit Cephalosporinen

Cave! höhere Dosierung bei Strep-A Tonsillopharyngitis (75.000–100.000 IE/kg), bei Kindern bis zur Maximaldosis von 2 Mega

Tipp Umrechnungswerte von IE zu g: 1 Mio. IE = 0,6 g → 1 g = 1,6 Mio. IE

Pethidin

Dolantin

Darreichungsform

Tropfen	50 mg in 1 ml (= 21 Tropf.; 1 Tropf. 2,4 mg)
Suppositorien	100 mg
Injektionslösung	50 mg/100 mg

Indikation

Zentral wirksames Opioid-Analgetikum, bei starken Schmerzen zur Analgosedierung

Dosierung

0,5–1,0(–1,3) mg/kg/ED p. o., rektal, i. v., i. m., s. c. alle 6–8 h (maximal alle 3 h)	
Richtdosierung Tropfen	1 Tropf. ≙ 2,4 mg pro 10 kg 2–4 Tr. ≙ 5–10 mg (0,5–1,0 mg/kg)

P

Tipps & Tricks

KI s. Fentanyl

NW s. Fentanyl

Cave! bei Überdosierung als Antidot Naloxon (s. dort)

Tipp
- weitere Steigerung der Einzeldosis führt nicht zu größerem analgetischen Effekt, verstärkt lediglich Nebenwirkungen
- BtM-Rezept!

Phenobarbital

Luminal, Luminaletten, Phenobarbital-Neurax

Darreichungsform

Tabletten	15/100 mg
Injektionslösung	200 mg in 1 ml

Indikation

Sedativum, Antikonvulsivum, Antiepileptikum, Enzyminduktion in der Leber bei Hyperbilirubinämie

Dosierung

Aufsättigung	1. Tag	20 mg/kg/d je nach Akuität als ED oder in 3 ED i. v. oder p. o.
	2. Tag	10 mg/kg/d in 3 ED i. v. oder p. o.
Erhaltung	ab 3. Tag	3–5 mg/kg/d in 1–3 ED i. v. oder p. o.
Status epilepticus	initial	20–(30) mg/kg langsam i. v. (nicht schneller als 1 mg/kg/min)
	anschl.	Erhaltungsdosis, s. o.
Bei Hirnödem und SHT-Trauma	Tagesdosen bis zu 40 mg/kg/d in 6–8 ED (Spiegel: > 50 mg/l)	

Tipps & Tricks

KI akute Intoxikation mit zentraldämpfenden Pharmaka oder Alkohol, Porphyrie, schwere Myokard-, Leber-, Nierenschädigung, Status asthmaticus wegen Gefahr der Atemdepression

NW
- sehr häufig: unerwünscht starke Beruhigung/Sedierung, Schwindelgefühl, Kopfschmerz, Ataxie, Verwirrtheit, Konzentrationsstörung
- häufig: bei Kindern paradoxe Erregungszustände, bronchiale Hypersekretion

- Leberfunktionsstörungen, Veränderung des Kalziumstoffwechsels, Herzrhythmusstörungen, Atemdepression, Blutbildveränderungen, Überempfindlichkeitsreaktionen, Hauterscheinungen

Cave!
- bei PFC-Syndrom und Hypoxämie wegen schlechter Steuerbarkeit nicht zu empfehlen
- subkutane oder paravenöse Injektionen vermeiden (können Gewebenekrosen zur Folge haben)
- i. v.-Gabe unter fortlaufender Überwachung von EKG, Blutdruck (cave: Neonaten) und Atemfunktion sowie regelmäßiger Bestimmung der Phenobarbital-Plasmakonzentration; Möglichkeit der Reanimation sollte bestehen

- Phenobarbital Amp. 200 mg/1 ml
- davon 1 ml + 9 ml NaCl 0,9 % aufziehen = 10 ml enthalten 200 mg (20 mg/1 ml)
- 0,5–1,0 ml/kg i. v. = 10–20 mg/kg
- bei KG > 10 kg: pur aufziehen: 0,05–0,01 ml/kg i. v. = 10–20 mg/kg

SPS
- Zielbereich: 10–30(–40) mg/l;
- Status epilepticus: 20–40 mg/l
- Hirnödem und SHT-Trauma > 50 mg/l

Phenprocoumon

Falithrom (mite), Marcumar, marcuphen, Phenprogamma

Darreichungsform

Tabletten 1,5 mg (mite), 3 mg

Indikation

Prophylaxe und Therapie thrombembolischer Ereignisse

Dosierung

Sättigungsdosis	0,2–0,5 mg/kg/d in 1 ED am 1. Tag, dann nach INR dosieren
Erhaltungsdosis	individuell unterschiedlich. Richtdosierungen: 0,05–0,1 mg/kg/d oder 1,4–1,6 mg/m^2 KOF/d

Faustregel	nach Erwachsenenerfahrung (Dosierung Marcumartabletten 3 mg):			
	1. Tag	2. Tag	3. Tag	4. Tag
Kdr. 10 kg	1	½	¼	< ¼
Kdr. 20 kg	2	1	½	¼–½
Kdr. 30 kg	3	1,5	1	¼–¾
Therapiedauer	3–6 Mon. nach erstmaliger venöser Thrombose oder Lungenembolie			
	langfristig bei linkskardialem künstlichem Klappenersatz, Protein-C-, Protein-S-, AT-III-Mangel und APC-Resistenz (APC = aktiviertes Protein C) mit rezidivierenden Thrombembolien			
Ziel-INR	permantes Vorhofflimmern	2,0–3,5		
	mechanische Herzklappen	2,5–3,5		
	biologische Herzklappen	2,0–3,0		
	Dissektion hirnversorgender Arterien (ohne Blutung)	2,0–3,0		

Tipps & Tricks

KI operative Eingriffe, Blutungsneigung, schwere Leber- und Nierenerkrankungen, gastrointestinale Ulzerationen, schwere Hypertonie, schwere Retinopathie, Aneurysmen, Epilepsie mit rezidivierenden Traumata, mangelnde Compliance der Eltern

NW Hämorrhagie

WW
- **Wirkungsverstärkung durch:** nichtsteroidale Antiphlogistika, Amiodaron, Chloramphenicol, Schilddrüsenhormone, Tetrazykline, Valproat, Sulfonamide, Erythromycin, Allopurinol
- **Wirkungsverminderung durch:** Barbiturate, Carbamazepin, Rifampicin, Glukokortikoide, Haloperidol

Cave!
- regelmäßige Quick-Kontrollen sind unerlässlich
- Marcumarausweis, über Risiken und Verhaltensmaßregeln aufklären
- schnelle Aufsättigung vermeiden, da es insbesondere bei Protein-C- und Protein-S-Mangel zur Bildung von Cumarinnekrosen der Haut kommen kann, evtl. Kombination mit Low-dose-Heparin in der Sättigungsphase

Tipp
Therapie der Überdosierung:
- bei zu niedrigem Quick-Wert ohne Blutungen vorübergehendes Absetzen
- bei leichten Blutungen mit Quick-Wert-Erniedrigung zusätzlich oral Vitamin K (nicht i. m.!) 5–10 Tropf. Konakion N
- bei schweren Blutungen Gabe von Prothrombinkomplexpräparaten

Phenytoin

Phenhydan, Phenytoin

Darreichungsform

Tabletten	100 mg
Injektionslösung	250 mg in 5 ml,
Infusionskonzentrat	750 mg in 50 ml

Indikation

Antikonvulsivum, Antiarrhythmikum (insbesondere digitalisinduzierte Herzrhythmusstörungen)

Dosierung

Antikonvulsivum	**oral**	initial	• 15 mg/kg/d in 4 ED, • dann am 2. Tag 7,5 mg/kg/d in 4 ED	
		dann ab 3. Tag	NG	4–8 mg/kg/d in 2 ED
			Sgl.	8–12 mg/kg/d in 2 ED

			Kdr.	5–6 mg/kg/d in 2 ED
			Erw.	4–5 mg/kg/d in 2 ED
	i. v. bei Status epilepticus	NG	• 10–20 mg/kg als Kurzinf. (max. 1 mg/kg/Min.) • anschließend: 5 mg/kg/d in 2 ED • SPS: 5–20 µg/ml	
		Sgl./KK	• 15–20 mg/kg/d als Kurzinf. (max. 50 mg/Min.), Wirkdauer 6–12 h • anschließend: 5 mg/kg/Tag • SPS: ca. 20 µg/ml	
		SK/Jgdl.	• 15–20 mg/kg/d als Kurzinf. (max. 50 mg/min), Wirkdauer 6–24 h • anschließend: 5 mg/kg/Tag • SPS: ca. 20 µg/ml	
Antiarrhythmikum		3–5 mg/kg i. v., Wiederholung nach 5 bis 10 Min., max. 3 × (Achtung Hypotensionsgefahr!)		

P

Tipps & Tricks

KI Überempfindlichkeit gegen Hydantoine, AV-Block II u. III, schwere Hypotonie, Bradykardie

NW
- dosisabhängige unerwünschte Wirkungen treten bei einem Drittel der Patienten auf, meist bei Phenytoin-Plasmakonzentrationen über 20 µg/ml: ZNS-Symptome (u. a. Diplopie, Nystagmus, Ataxie, Kopfschmerzen, zunehmende Erregbarkeit, Ruhetremor, Schwindel)
- bei länger anhaltender Überdosierung Appetitlosigkeit, Erbrechen, Gewichtsverlust, Apathie, Bewusstseinsstörungen bis hin zum Koma.

WW Phenobarbitalspiegel kann auf das Dreifache ansteigen

Cave!
- Therapiekontrolle: Plasmaspiegel, Blutbild, Leberenzyme langsames Ausschleichen bei Therapiebeendigung notwendig, sonst Gefahr der Anfallshäufung bis zum Status epilepticus
- Phenytoin i. v. nur mit NaCl 0,9 % aufziehen! (max. Infusionsgeschwindigkeit: 0,5–1 mg/kg/Min.)

SPS therapeutischer Plasmaspiegel: 10–20 µg/ml

Physostigmin

Anticholium

Darreichungsform

Injektionslösung 2 mg in 5 ml

Indikation

Hemmung der Anticholinesterase; Antidot bzw. Antagonist bei Vergiftung bzw. Überdosierung von Atropin, Amphetaminen, trizyklischen Antidepressiva, Phenothiazinen, Benzodiazepinen, Antihistaminika, zur Unterbindung von zentralen und peripheren anticholinergen Symptomen

Dosierung

0,02–0,05 mg/kg/ED i. v. alle 5–15 Min. bis Effekt, max. 2 mg

Tipps & Tricks

NW Bradykardie, cholinergische NW, die dann mit Atropin antagonisiert werden können (0,5 mg Atropin pro 1 mg vorher verabreichtem Physostigmin), Krampfanfälle, Bronchokonstriktion

Cave! Vorsicht bei Asthma bronchiale, Diabetes mellitus

Pipamperon

Dipiperon

Darreichungsform

Tabletten 40 mg
Saft 20 mg in 5 ml (entspr. 4 mg in 1 ml)

Indikation

Schwach potentes Neuroleptikum, z. B. bei Schlaflosigkeit, Verwirrtheit, psychomotorischer Erregung, Aggressivität

Dosierung

Kdr. < 14 J.	• Initialdosis: 1 mg/kg/d • Steigerung um 1 mg/kg/d bis zur optimalen Dosierung • 2–6 mg/kg/d in 3 ED sind im Allgemeinen ausreichend
Kdr./Jgdl. > 14 J.	einschleichend 3 × 40 mg/d, max. 3 × 120 mg/d

Tipps & Tricks

KI s. Chlorpromazin
NW s. Chlorpromazin

P

Piperacillin

Piperacillin

Darreichungsform

Trockensubstanz zur Injektion 1/2/3/4 g

Indikation

Intravenöse antibiotische Therapie gegen piperacillinempfindliche Erreger, insbesondere Pseudomonas, Proteus und auch Anaerobier, nicht gegen Staphylococcus aureus!

Dosierung

NG und Sgl.	150(–300) mg/kg/d i.v. in 3–4 ED
Kdr. 1–12 J.	200 mg/kg/d i.v. in 3–4 ED (bis 300 mg/kg/d bei Sepsis)
Jgdl./Erw.	(6–)8 g (bis max. 12) g/d in 3–4 ED

Tipps & Tricks

KI s. Penicillin

NW s. Penicillin

Tipp
- Penicillin der Wahl bei Pseudomonasinfektionen, neben Azlocillin
- nicht penicillinasestabiles Penicillin
- nur parenteral anwendbar
- 1,98 mmol/g Natrium enthalten!

Piritramid

Dipidolor

Darreichungsform

Injektionslösung 7,5 mg in 1 ml

P

Indikation

Zentral wirksames Analgetikum bei starken bis stärksten Schmerzen

Dosierung

i.v.-Injektion	0,05–0,1 mg/kg/ED als langsame Injektion
i.m.- oder s.c.-Injektion	0,05–0,2 mg/kg/ED
Wiederholung der Einzeldosen in der Regel alle 6–8 h	

Tipps & Tricks

KI s. Fentanyl und andere Opiatderivate

NW Singultus, Entzugssyndrome nach Absetzen, sonst s. Fentanyl

Tipp

- Atemdepression kann durch Naloxon aufgehoben werden, bei hoher Dosierung Intubationsbereitschaft
- Verdünnung nur mit 0,9 % NaCl oder Glukoselösung
- Dipidolor Amp. 15 mg/2 ml, d. h. 7,5 mg/ml
- davon 2 ml + 13 ml NaCl 0,9 % aufziehen = 15 ml (= 15 mg)
- davon 0,05–0,1 ml/kg i. v. = 0,05–0,1 mg/kg/ED

Polysulfonsäure

Resonium A

Darreichungsform

Pulver zum Auflösen 450 g/Dose

Indikation

Austauscherharz zur Behandlung der Hyperkaliämie und Kaliumintoxikation (zur oralen und rektalen Anwendung)

Dosierung

Rektal	NG, Sgl. u. KK	0,5(–1) g/kg/ED 1–2 (bis max. 4) × tägl.
	Jgdl. u. Erw.	30 g 1–2 × tägl. in 150–250 ml Flüssigkeit (Wasser oder Glukose 10 %)
Oral	Nicht bei Sgl. u. KK	
	Jgdl. u. Erw.	15 g in 10–20 ml Sorbitlösung 70 % oder 100 ml Wasser, Wiederholung je nach Kaliumwert 1–3 ×/d

Tipps & Tricks

KI Kalium < 5 mmol/l, Hypernatriämie, stark verminderte Natriumausscheidung, stenosierende Darmerkrankungen, orale Anwendung bei Sgl. und KK

NW Übelkeit, Diarrhö, Erbrechen, Obstipation bis zum Ileus, bei Aspiration Gefahr der Bronchopneumonie

Prednison/Prednisolon

Decortin, Decortin H, Dontisolon D, duraprednisolon, Inflanefran, Klismacort, Prednison, Prectal, Predni H, Prednisolon, Prednison ratiopharm, Rectodelt, Solu-Decortin

Darreichungsform

Prednison

Tabletten	1/5/20/50 mg
Suppositorien	5/10/30/100 mg

Prednisolon

Tabletten	1/2/2,5/5/20/50 mg
Rektalkapseln	100 mg
Suppositorien	100 mg
Injektionslösung	40 mg in 5 ml
Trockensubstanz zur Injektion	10/25/50/100/250/1.000 mg

Indikation

Topische und systemische Glukokortikoidtherapie

Dosierung

Aus Praktikabilitätsgründen beschränken wir uns auf die in der Pädiatrie verwendeten systemischen Dosierungsempfehlungen; für spezielle topische Applikationen s. Lehrbücher der Augenheilkunde, Zahnheilkunde und Orthopädie

Systemtherapie oral oder i. v. bei akuten Erkr. mit schneller Therapienotwendigkeit	initial	Bolusgabe von 5(–10) mg/kg/ED (je nach Akuität des Krankheitsbildes)
	dann	1–2(–5) mg/kg/d in 1–3 ED, möglichst physiologischen Morgengipfel berücksichtigen, nach 4–5 d abruptes Absetzen möglich, bei Langzeittherapie ausschleichende Therapiebeendigung

Status asthmaticus		1–2 mg/kg oral oder i.v. (rektal 100 mg)
Rektaltherapie (v.a. in der Pädiatrie bei Pseudokrupp und Asthma)	initial	100 mg rektal, bei Bedarf nach 4 h in gleicher oder niedrigerer Dosis nachgeben
Juvenile ideopathischen Arthritis (nur bei schweren Verläufen oder Komplikationen)	orale Hoch-Dosis-Therapie	1,0–2 mg/kg/d
	orale Mittel-Dosis-Therapie	0,2–1,0 mg/kg/d
	orale Niedrig-Dosis-Therapie	< 0,2 mg/kg/d bzw. < 4 mg/m^2 KOF/d (max. 5 mg d)
	Pulstherapie	> (5)–10 mg/kg/d, üblicherweise 10–30 mg Methylprednisolon i.v. (maximal 1 g/Gabe) für 1–3 d
Nephrotisches Syndrom (Präödemgewicht als Berechnungsgrundlage nehmen!)	60 mg/m^2 KOF/d (bzw. 2 mg/kg/d; max. 80 mg/d) in 3 ED über 6 Wo.	
	anschließend alternierend 40 mg/m^2 KOF in 1 ED morgens jeden 2. Tag über 6 Wo.	
Physiologische Substitutionstherapie	4–5 mg/m^2 KOF/d in 2 ED	

Tipps & Tricks

KI s. Dexamethason und Hydrokortison

NW s. Dexamethason und Hydrokortison

Tipp Bei jeder länger fortbestehenden Glukokortikoidbehandlung ist eine Dosis unterhalb der rechnerischen Cushing-Schwelle anzustreben:
7,5–10 mg Prednisolon/d bei 1,73 m^2 KOF

Trockensubstanz 250 mg in 5 ml Aqua dest. = 50 mg/ml
davon 0,1 ml/kg = 5 mg/kg oder 1 ml/10 kg = 5 mg/kg

AWMF
- Nationale Versorgungsleitlinie (NVL) Asthma bronchiale, Langfassung, 2. Auflage
- Aktualisierte, interdisziplinäre S2-Therapieleitlinie der Juvenilen Idiopathischen Arthritis (2. Auflage)

Promethazin

Atosil, Closin, Promethazinneuraxpharm, Prothazin

Darreichungsform

Filmtabletten	10/25/50/75/100 mg
Dragees	25 mg
Sirup	1 mg in 1 ml
Lösung	5 mg in 1 ml
	20 mg in 1 ml
Tropfen	20 mg in 1 ml
Injektionslösung	50 mg in 2 ml

Indikation

Antihistaminikum, Antiemetikum, Sedativum, Neuroleptikum; Sedativum zur Durchführung eines EEGs im Sgl. und KK-Alter

Dosierung

0,1–0,5–1 mg/kg/ED i. v. (als Kurzinfusion) oder p. o. bis zu 4 × tägl.	
Richtdosis	1 Tropf. pro kg als ED

P

Tipps & Tricks

KI s. Chlorpromazin
NW s. Chlorpromazin

Propafenon

Propafenon, Rytmonorm

Darreichungsform

Filmtabletten	150/300 mg
Dragees	10 mg (für Kinder)
Injektionslösung	70 mg in 20 ml

Indikation

Antiarrhythmikum der Klasse IC bei supraventrikulären und ventrikulären, tachykarden Rhythmusstörungen; gute Erfolge bei junktionalen ektopen Tachykardien, AV-Reentry-Tachykardien und auch Präexzitationssyndromen

Dosierung

i.v.	0,5–1 (bis max. 2) mg/kg über 5 Min.
	sinnvoll: kleinere repetitive Dosen von 0,2 mg/kg in 5- bis 10-minütigen Abständen bis zur max. Gesamtdosis von 2 mg/kg.
	bei Bedarf Vorgabe von 5–10 ml/kg Nacl 0,9 % zur Vermeidung von RR-Abfällen
	bei therapeutischem Erfolg (Kammerfrequenz < 150/Min.) Fortführung mit Dauerinfusion mit 0,25–0,4(–1) mg/kg/h
orale Richtdosis	10 mg/kg/d in 3 ED (250–400 mg/m^2 KOF/d in 3–4 ED), max. Tagesdosis: 600 mg/d
NG	15 mg/kg/d in 3 ED über 2–3 d unter EKG-Kontrolle, dann Reduktion der Dosis auf 10–12 mg/kg/d in 3 ED

Tipps & Tricks

KI Sick-Sinus-Syndrom, höhergradige atrioventrikuläre Blockierung, intraventrikuläre Leitungsstörungen, schwere Herzinsuffizienz, obstruktive Lungenerkrankung, kardiogener Schock, ausgeprägte Hypotonie

NW
- häufig: Schwindel, Parästhesien (auch enoral), Fieber, Geschmacksstörungen, Mundtrockenheit, Sehstörungen, Gastrointestinale Störungen, Sinusknoten-Dysfunktion, orthostatische Dysregulation
- Hypotension, ZNS-Symptome, proarrhythmische Wirkungen, negative Inotropie

WW
- Digitalisspiegel wird in Abhängigkeit von der Propafenondosis um etwa 30–90 % erhöht!
- additiver negativ-inotroper Effekt zu β-Blockern und Kalziumantagonisten

Cave!
- bei QRS-Verbreiterung über 20 % des Ausgangswerts oder einer pathologischen Zunahme der frequenzkorrigierten QT-Zeit sollte die Therapie unterbrochen und die Dosis reduziert werden
- Antidot bei Überdosierung: Orciprenalin, Atropin, Hämofiltration

Tipp
- EKG-Veränderungen: geringe Verlangsamung der Sinusfrequenz, QRS-Verbreiterung bis zu 20 % des Ausgangswertes, Verlängerung der AV-Überleitung
- Resorptionszeit: 1–2 h
- Bioverfügbarkeit: 70 % der Dosis
- Elimination: 20 % renal, 80 % hepatisch (Kumulation bei Leberinsuffizienz!)
- Halbwertszeit: 4–6 h

SPS 2–6 µg/ml

Propranolol

Beta-Tablinen, Dociton, Hemangiolsaft, Obsidan, propra

Darreichungsform

Tabletten	10/25/40/80/100 mg
Saft	3,75 mg/ml
Retardtabletten	80/160 mg
Retardkapseln	80/160 mg
Injektionslösung	1 mg in 1 ml

Indikation

Tachykarde Herzrhythmusstörungen, arterielle Hypertonie, Hyperthyreose, funktionelle Herz-Kreislauf-Störungen, Angststörung, Migräneprophylaxe, Long-QT-Syndrom, hypertrophe obstruktive Kardiomyopathie; therapiepflichtige Hämangiome/Hämangiomatosen

Dosierung

Dauertherapie Neonatologie	0,5–1,0 mg/kg/d in 3 ED
Akuttherapie ab 3. LM	0,01–0,1 mg/kg langsam i. v. unter Monitorkontrolle, max. 1 mg/ED

Dauertherapie ab 3. LM	1–2–(5) mg/kg/d p. o. in 3 ED, niedrig beginnen, langsam steigern	
Migränetherapie	< 35 kg KG	3 × 10–20 mg/d p. o.
	> 35 kg KG	3 × 40 mg/d p. o.
Thyreotoxikose	im Notfall	0,01 mg/kg i. v. alle 10 Min. bis Stabilisierung der hyperdynamen Phase
	anschließend	1 mg/kg/ED 3–4 × tägl. oral
Hämangiomtherapie	2–3 mg/kg/d in 3 ED über 6–9 Monate	
Hemangiolsaft®	Beginn mit 2 mg/kg in 3 ED, Steigerung falls kein Ansprechen, NW selten, in 10 % kalte Hände/Füße/unruhiger Schlaf, mit Nahrung Einnehmen (**Cave:** Hypoglykämie)	

Tipps & Tricks

KI Asthma bronchiale, Herzinsuffizienz (low output), NYHA III–IV, Hypotonie, bradykarde Herzrhythmusstörungen

NW häufig: Zentralnervöse Störungen (v. a. zu Behandlungsbeginn: Müdigkeit, Schwindelgefühl, Kopfschmerzen, Nervosität, Schlafstörungen, Alpträume), Magen-Darm-Beschwerden (Übelkeit, Erbrechen, Obstipation), allergische Hautreaktionen (Rötung, Juckreiz, Exantheme), Haarausfall, verstärkter Blutdruckabfall, Bradykardie, Synkopen

WW keine Kombination mit i. v.-Gaben von Verapamil und Diltiazem

Cave! zurückhaltende i. v.-Gabe bei Neonaten

INTOX Therapie der Überdosierung:

- bei Bradykardien Atropin oder Orciprenalin
- bei Hypotension Adrenalin und Volumen
- bei Hypoglykämie Glukagon 50–150 µg/kg ED, anschließend Dauerinfusion mit 0,07–0,5 mg/kg/h in Glukose 5 %
- evtl. passagerer Schrittmacher

Tipp bei Herzinsuffizienz als Alternative: Metoprolol (Anfangsdosis 0,1–0,2 mg/kg, wöchentliche Steigerung um 0,2 mg/kg bis auf Zieldosis 1–2 mg/kg)

SPS 50–100 ng/ml = 190–380 nmol/l

Propiverin

Mictonetten, Mictonorm Dragees, Propimedac, Propiverin AL

Darreichungsform

Dragees 5/15 mg

Indikation

Vorwiegend bei Kindern: Enuresisbehandlung bei Detrusorhyperaktivität und -instabilität, Urge-Symptomatik, Reizblase mit Pollakisurie, imperativem Harndrang und Enuresis nocturna

Dosierung

Richtdosis Kdr.	0,4 mg/kg/ED alle 12 h	
Enuresis nocturna	• 0,4 mg/kg als ED abends • Mindesttherapiedauer: 3 Mon.	
Beispieldosierung (entspr. 0,8 mg/kg in 2–3 ED)	12–16 kg	5 mg: 1-0-1
	17–22 kg	5 mg: 1-1-1
	23–28 kg	5 mg: 2-0-2
	29–34 kg	5 mg: 2-1-2
	≥ 35 kg	5 mg: 2-2-2 oder 3-0-3

Tipps & Tricks

KI Pollakisurie infolge Herz- oder Niereninsuffizienz, Harnwegsstenosen, Harnblasenatonie, tox. Megakolon, Darmverschluss

NW
- sehr häufig: Mundtrockenheit
- häufig: Kopfschmerzen, Akkommodationsstörungen, anormaler Visus, Obstipation, Bauchschmerzen, Dyspepsie, Müdigkeit, Erschöpfung
- Abnahme der Schweißdrüsensekretion (Wärmestau), Hautrötung, Appetitlosigkeit, Schlafstörungen

Tipp
- Behandlung der überaktiven Blase sollte nicht vor dem 5. Lebensjahr beginnen
- Therapie der Wahl bei Enuresis nocturna ist die apparative Verhaltenstherapie („Klingelhose")

Propofol

Disoprivan, Propofol

Darreichungsform

Injektionslösung	0.5 %: 5 mg/ml 1 %: 10 mg/ml 2 %: 20 mg/ml

Indikation

Sedierung, Narkose

Dosierung

Bolusgabe	1–2(–5) mg/kg i. v.	
Kontinuierliche Gabe	Sedierung	1–4 mg/kg/h
	Narkose	6–12 mg/kg/h

Tipps & Tricks

KI Kinder < 3 J. (Narkose)

NW
- sehr häufig: in Einleitungsphase Exzitationssymptome
- häufig: Bradykardien mit schwerem Verlauf (Herzstillstand), evtl. prophylaktische Gabe eines Anticholinergikums, Husten
- schmerzhafte Injektion, Atemdepression, Blutdruckabfall

Tipp
- Einsatz bei therapierefraktärem Status epilepticus möglich
- gute Steuerbarkeit bei schnellem Wirkungseintritt und kurzer Halbwertszeit (HWZ 3h)
- bei kurzen Eingriffen mehrfache kleine Bolusgaben möglich
- nicht analgetisch wirksam
- Propofol 1 % (z. B. Amp. 200 mg in 20 ml), d. h. 10 mg/ml
- 10 ml aufziehen = 100 mg Propofol
- davon 0,1–0,2(–0,5) ml/kg i. v. = 1–2(–5) mg/kg

Prostazyklin

Flolan

Darreichungsform

Infusionslösung 500 000 ng in 50 ml Lösungsmittel

Indikation

Vasodilatator im Lungen- und Systemkreislauf: Einsatz v. a. bei persistierender fetaler Zirkulation (PFC-Syndrom), bei persistierender pulmonaler Hypertension des Neugeborenen, z. B. bei Zwerchfellhernie und als Ultima Ratio bei maligner Hypertension

P

Dosierung

5–10–15(–25) ng/kg/Min. i. v. als Dauerinfusion über ZVK, mit der niedrigsten Dosis beginnen

Tipps & Tricks

KI schwere Hypotension mit Kreislaufversagen

NW Flush, Kopfschmerzen, Übelkeit, Erbrechen, Bradykardien, Hypotension, Inhibierung der Thrombozytenaggregation

Cave! bei RR-Abfall Unterbrechung der Infusion, O_2-Gabe, Gabe von Volumen und insbesondere Vasopressoren (Noradrenalin)

Tipp
- Anwendung nur unter intensivmedizinischer Überwachung mit ständiger Effektivitätsüberprüfung (blutiger RR, prä- und postduktale O_2-Sättigung, Echokardiographie)
- bei PPHN i. v.-Gabe bevorzugt in die obere Körperhälfte

Neonatologie: 14,4 × kg KG in µg auf 24 ml Trägerlsg. (z. B. Glukose 5 %)
→ 1,0 ml/h am Perfusor ≙ 10 ng/kg/Min.

Prostaglandin E_1 (= Alprostadil)

Minprog

Darreichungsform

Infusionslösung 500 µg in 1 ml

Indikation

Offenhalten des Ductus arteriosus Botalli bei ductusabhängigen Vitien

Dosierung

Eröffnung eines Ductus arteriosus Botalli (PDA)	• Dauerinfusion mit 0,05–0,1 (bis max. 0,2) µg/kg/Min. über 30 Min. (**Cave:** Apnoe!), • nach Wiedereröffnung des PDA Dosisreduktion auf 0,01 µg/kg/Min. • nach Klinik und Echokontrolle weitere Dosisreduktion auf minimal 0,002–0,005 µg/kg/Min.
Erhaltungstherapie bei primär offenem PDA	Dauerinfusion mit 0,01 µg/kg/Min.

Tipps & Tricks

NW Blutungsneigung wg. verminderter Thrombozytenaggregation, Vasodilatation mit Ödemneigung, Hyperthermie, Apnoe, arterielle Hypotonie, Tremor, Unruhe, Flush

Cave!
- Intubationsbereitschaft wegen Gefahr von Apnoen insbesondere bei höheren Dosen > 0,1 µg/kg/Min
- Infusion möglichst nicht unterbrechen,
- Vorsicht bei Blutungsneigung in der Vorgeschichte!

Tipp
- möglichst vor Therapie: Herzfrequenz, RR an Armen und Beinen, Astrup, Rektaltemperatur, BB, Elektrolyte, BZ, Krea, Transaminasen, Urinausscheidung und Urinstatus
- Unter Minprog-Gabe sollte die O_2-Sättigung über 70 % ansteigen, das Laktat abfallen. Bei unzureichendem Sättigungsanstieg bei TGA Rashkind-Prozedur erwägen.

Pyrantel

Helmex

Darreichungsform

Kautabletten	250 mg
Suspension	250 mg in 5 ml

Indikation

Anthelminthikum bei Oxyuren, Askariden, Hakenwürmer, amerikanischer Hakenwurm

P

Dosierung

Richtdosis	einmalig 10 mg/kg (max. 1 g Gesamtdosis)
< 12 kg	2,5 ml Susp.
12–22 kg	5 ml Susp./1 Kautbl.
22–41 kg	10 ml Susp./2 Kautbl.
41–75 kg	15 ml Susp./3 Kautbl.
> 75 kg	20 ml Susp./4 Kautbl.
Ausnahme	Bei schwerem Befall mit dem amerikanischen Hakenwurm kann es notwendig sein, an drei aufeinanderfolgenden Tagen jeweils die empfohlene tägl. Dosis oder 20 mg/kg an jeweils zwei aufeinanderfolgenden Tagen zu geben.

Tipps & Tricks

KI Kinder < 6 Mon., Leberschädigung, Überempfindlichkeit gegen Soja, Erdnuss

NW gastrointestinale Störungen, Kopfschmerzen, Schwindel, Müdigkeit, Exantheme, Transaminasenerhöhungen

Tipp
- Wiederholungsbehandlung nach 14 d, um alle Entwicklungsstadien zu eliminieren
- bei Rezidiven dreizeitige Behandlung an Tag 1,14 und 28 und Familienmitglieder mitbehandeln

Pyrazinamid

Pyrafat, Pyrazinamid

Darreichungsform

Tabletten 500 mg

Indikation

Kombinationstherapie der pulmonalen und extrapulmonalen Tuberkulose, nicht wirksam bei Mycobacterium bovis

Dosierung

Richtdosis	30 mg/kg/d in 1 ED vor dem Frühstück	
Tagesdosis	4–10 J.	1–2 × 500 mg einmalig
	11–14 J.	2–3 × 500 mg einmalig
	50–75 kg	4 × 500 mg einmalig
	> 75 kg	5 × 500 mg einmalig
Empfohlene max. Therapiedauer	2–3 Mon, je nach Schema	

Tipps & Tricks

KI schwere Leberfunktionsstörung, Gicht

P

NW häufig: Hyperurikämie, Leberschäden (bei 0,5 % der behandelten Patienten kann besonders zu Beginn der Therapie eine akute Hepatitis entstehen), gastrointestinale Störungen (Erbrechen, Sodbrennen, Krämpfe im Unterbauch usw.), Photosensibilisierung

Cave!
- Überwachung der Leberfunktion schon vor Therapiebeginn und therapiebegleitend
- hepatotoxische NW am häufigsten in den ersten 3–6 Wochen
- Kontrolle der Harnsäurewerte unter Therapie

Pyridoxin (Vitamin B_6)

B6-Vicotrat, Novirell B6, Vitamin B6 Jenapharm/Hevert/ratiopharm

Darreichungsform

Tabletten	20/40/100/300 mg
Injektionslösung	25 mg in 2 ml

Indikation

Behandlung von Vitamin-B_6-Mangelzuständen, Substitution bei INH- und Cyclosporin-Therapie, Behandlung Vitamin-B_6-abhängiger Neugeborenenkrämpfe (sehr selten!), BNS-Anfälle, Status epilepticus

P

Dosierung

Vitamin-B_6-abhängige Neugeborenenkrämpfe	initial	Bolus mit 100(–500) mg i. v. oder i. m. möglichst unter EEG-Kontrolle
	bei Erfolg	oral 30 mg/kg/d in 2–3 ED bis Ergebnisse vorliegen oder für einige Wochen, bis zum Ausschluss eines therapeutischen Nutzens
BNS-Anfälle	100–300 mg/kg/d in > 4 ED	
Status epilepticus (konvulsiv)	probatorisch 100 mg i. v.	

Vitamin-B_6-Mangel	einmalig 5 mg i. m., danach über 2 Wo. 0,5 mg/kg/d p. o.
Isoniazid-/Cyclosporin-/Penicillamintherapie	2 mg/kg/d p. o. therapiebegleitend bei TBC-Konverter-Therapie mit Isoniazid: 1 mg Pyridoxin/10 mg Isoniazid; z. B. bei 100 mg/d Isoniazid gibt man ergänzend 10 mg/d Pyridoxin
Bei bereits eingetretener medikamenteninduzierter Neuritis	als Therapie 10–50 mg/d

Tipps & Tricks

NW
- Gefahr der Apnoe bei schneller Bolusgabe!
- bei Langzeittherapie: gastrointestinale Symptome (Übelkeit, Erbrechen, Durchfall, Koliken usw.), die zu starker Unruhe führen können, Polyneuropathien, Kopfschmerzen

Tipp direktes, aber auch verzögertes Ansprechen der Neugeborenenkrämpfe ist möglich, EEG-Muster kann sich unmittelbar normalisieren

Pyrimethamin

Daraprim

Darreichungsform

Tabletten 25 mg

Indikation

Folsäureantagonist zur Behandlung der Toxoplasmose, Arzneimittel nicht zur Monotherapie geeignet, sondern nur in Kombiantion mit Sulfadiazin

Dosierung

Konnatale Toxoplasmose	Pyrimethamin	initial 2 mg/kg/d für 2d, dann 1 mg/kg/d in 1 ED
	Sulfadiazin	(50–)100 mg/kg/d in 2 ED
	Folinsäure	2 × 5 mg/Woche
	Bei akuter ZNS- oder Augenbeteiligung	1–2 mg/kg/d Prednisolon
	Therapiedauer	• symptomatische Infektion: 1 Jahr • asymptomatische Infektion: 6 Monate
Erworbene komplizierte Toxoplasmose	Pyrimethamin	1–2 mg/kg/d (max. 25 mg/d) in 1–2 ED plus
	Sulfadiazin	85–100 mg/kg/d in 2 ED
	Zusätzlich Folinsäure	10–15 mg/d in 1 ED
	Alternative	Spiramycin: 100 mg/kg/d in 1 ED
	Therapiedauer (unterschiedliche Angaben)	4 Wo. bis 12 Mon.

P

Tipps & Tricks

KI schwere BB-Veränderungen, Vorsicht bei Leber- und Nierenfunktionsstörungen sowie Folsäuremangel

NW
- sehr häufig: Beeinträchtigung der Blutbildung (bei 25–50 %). Anämie, Kopfschmerzen, Übelkeit, Erbrechen und Durchfall, Hautausschlag
- häufig: Schwindel Leukozytopenie, Thrombozytopenie
- Krampfanfälle, Schlafstörungen, Glossitis bei Neugeborenen, erhöhter Phenylalaningehalt im Blut, Fieber

WW bei Sulfonamidbehandlung Gefahr der Kristallurie, daher Urinkontrollen und evtl. Alkalisierung des Urins

Tipp

- keine Zulassung mehr zur Behandlung der Malaria!
- unter der Therapie regelmäßige Blutkontrollen: initial wöchentlich, dann alle 4 Wochen (BB, Transaminasen)
- gleichzeitige Verabreichung von Folinsäure (Caliumfolinat) reduziert die Wahrscheinlichkeit, der Knochenmarkdepression
- Faustregel: Je früher die Primärinfektion in der Schwangerschaft, desto seltener, aber desto schwerwiegender ist die Infektion des Feten. Je später die Primärinfektion, desto häufiger ist die fetale Infektion, aber desto blander ist der Verlauf.

R

Racecadotril

Tiorfan

Darreichungsform

Beutel mit Granulat	10 mg/30 mg zur Beigabe in Nahrung, Wasser oder Babyflasche

Indikation

Symptomatische Behandlung von akuten Durchfällen bei Sgl. und Kindern > 3 Monaten

Dosierung

Tiorfan 10 mg	3–9 Mon.	3 × 1 Beutel
	10–36 Mon.	3 × 2 Beutel
Tiorfan 30 mg	36 Mon. bis 10 J.	3 × 1 Beutel
	> 11 J.	3 × 2 Beutel
max. Behandlungsdauer über 7 Tage, auf ausreichende Flüssigkeitszufuhr achten!		

Tipps & Tricks

KI
- Fruktoseunverträglichkeit
- Vorsicht bei eitrigen oder blutigen Durchfällen, AB-assoziiertem Durchfall, eingeschränkter Leber- und Nierenfunktion sowie Kdr. < 3 J.

NW
- häufig: Erbrechen, Fieber
- Kopfschmerzen, Verstopfung, Blähungen, Hypokaliämie, Ileus

Ranitidin

Ranibeta, Ranicux, Ranidura, Ranitic, Ranitidin, Zantic

Darreichungsform

Filmtabletten, Brausetabletten	75/150/300 mg
Injektionslösung	50 mg in 5 ml

Indikation

H_2-Rezeptorantagonist zur Prophylaxe und Therapie gastroösophagealer Ulzera

Dosierung

i. v.	1–4 mg/kg/d in 2–4 ED oder
	0,1–0,15 mg/kg/h als Dauerinfusion
Oral	4–8(–12) mg/kg/d in 2 ED

R

Tipps & Tricks

KI keine Zulassung für Kinder < 10 J.

NW
- häufig: Diarrhö, Hepatitis, (meist reversibel), Obstipation, Hautausschlag
- Exantheme, Muskelschmerzen, Kopfschmerzen, Müdigkeit, Gynäkomastie

Reproterol

Bronchospasmin

Darreichungsform

Injektionslösung 0,09 mg in 1 ml

Indikation

Broncholytikum/Antiasthmatikum v. a. bei schwerem protrahiertem Asthmaanfall

Dosierung

Systemisch (i. v.)	initial	Bolus von 10 µg/kg in 10 Min.
	dann	• Dauerinfusion 0,2 µg/kg/Min. in einer Päd-I-Lösung • wenn nötig Steigerung der Dosis alle 60 Min. um 0,1 µg/kg/Min. bis zur Maximaldosis von 2 µg/kg/Min.

Tipps & Tricks

KI s. Fenoterol

NW s. Fenoterol

Cave! Herzfrequenz darf nicht über 200/Min. steigen, daher auf jeden Fall Monitorüberwachung!

Tipp Berechnung d. Tagesdosis: 0,2 µg × kg × 60 Min. × 24 h = 288 µg/kg/d = 3,2 ml Bronchospasmin/kg/d

AWMF Nationale VersorgungsLeitlinie (NVL) Asthma bronchiale, Langfassung, 2. Auflage

R

Rifampicin

Eremfat, Rifa, Rifampicin-Hefa

Darreichungsform

Filmtabletten, Kapseln, Dragees 150/300/450/600 mg
Trockensirup 100 mg in 5 ml

Indikation

Tuberkulosebehandlung, Umgebungsprophylaxe bei Meningokokkeninfektion und HIB-Meningitis, Therapie von Lepra und Buruli ulcus

Dosierung

Tuberkulose	0–5 J.	15 mg/kg/d in 1 ED
	6–9 J.	12 mg/kg/d in 1(–2) ED
	10–18 J.	10 mg/kg/d in 1(–2) ED max. 600 mg/d
HIB-Meningitis Umgebungsprophylaxe	1 Mon.–12 J.	20 mg/kg/d in 1 ED über 4 d (max. 600 mg/Dosis)
	Kdr. > 12 J.	600 mg/d in 1 ED über 4 d
Meningokokkeninfektion Umgebungsprophylaxe	Sgl. 1–3 Mon.	10 mg/kg/d in 1–2 ED über 2 d
	Kdr. > 3 Mon.	20 mg/kg/d in 2 ED (max. 600 mg/Dosis) über 2 d
	Jgdl./Erw.	2× 600 mg/d für 2 d
Alle genannten Dosierungen gelten für orale Gabe		

Tipps & Tricks

KI
- schwere Leberfunktionsstörungen wie Verschlussikterus, Leberzirrhose, akute Hepatitis
- parenterale Anwendung bei FG und Sgl. < 3 Mon.

NW
- sehr häufig: Erhöhung der Leberwerte
- häufig: Überempfindlichkeitsreaktionen (Fieber, Pruritus, Urtikaria, gastrointestinale Unverträglichkeitsreaktionen)
- gelb-rote Verfärbung der Körpersekrete

Cave! bei Intoxikation „red-man-syndrome“

Tipp
- Umgebungsprophylaxe bei Erwachsenen 1 × 500 mg Ciprofloxacin
- Kontrolle der Leberwerte unter Therapie, initial wöchentlich
- Hepatotoxizität meist in 3.–6. Therapiewoche
- Einnahme mit Flüssigkeit auf nüchternen Magen, d. h. mindestens ½ Stunde vor oder 2 Stunden nach der Mahlzeit

Risperidon

Risocon, Risperdal, Risperidon, Risperigamma

Darreichungsform

Tabletten	0,25/0,5/1/2/3/4/6/8 mg
Schmelztabletten	0,5/1/2/3/4 mg
Lösung	1 mg in 1 ml
Injektion zur i. m. Gabe	25/37,5/50 mg

Indikation

Atypisches Neuroleptikum bei schwerer Chorea oder TIC-Störung, aggressiven Verhaltensstörungen

Dosierung

0,25–0,5(–4) mg/d in 2 ED

Tipps & Tricks

KI malignes neurolept. Syndrom, Intox. mit zentral dämpfenden Pharmaka, Anfallsleiden; Vorsicht bei long-QT, Bradykardien, BB-Veränderungen und Diabetes

NW
- häufig: Müdigkeit, aber auch Bewegungsunruhe
- gelegentlich: extrapyramidale Störungen, Frühdyskinesien
- selten: Spätdyskinesien (evtl. irreversibel), Kreislaufstörungen, Sprachstörungen

Cave! nicht < 5 J. anwenden!

Tipp Erbrechen kann verzögert auftreten

Roxithromycin

Roxibeta, Roxigamma, Roxithromycin, Rulid

Darreichungsform

Filmtabletten	20/150/300 mg

Indikation

Orales Makrolidantibiotikum mit ähnlichem Spektrum wie Erythromycin. In der Pädiatrie wenig eingesetzt, eher Clarithromycin.

Dosierung

Sgl. 3–12 Mon.	5–7,5 mg/kg/d in 1–2 ED p.o.
Kdr. 1–12 J.	5–7,5 mg/kg/d in 1–2 ED p.o.
Jgdl./Erw.	300(–600–max. 1.000) mg/d in 1–2 ED

Tipps & Tricks

KI s. Erythromycin
NW s. Erythromycin
Tipp bessere Bioverfügbarkeit und Verträglichkeit als Erythromycin und sehr gute Gewebepenetration

Rufinamid

Inovelon

Darreichungsform

Tabletten 200/400 mg

Indikation

Zusatzbehandlung von Anfällen bei Lennox-Gastaut-Syndrom ab 4. LJ

Dosierung

Eindosierung	Richtdosis	• 30 mg/kg/d in 2 ED • initial: 10 mg/kg, wöchentlich um 10 mg/kg steigern
	< 30 kg	200 mg jeden 2.–3. Tag
	> 30 kg	400 mg jeden 2.–3. Tag in 2 ED/d

Max. Erhaltungsdosis	< 30 kg	1.000 mg in 2 ED/d, bei zusätzlicher Valproatgabe 600 mg
	30–50 kg	1.800 mg in 2 ED/d
	50–70 kg	2400 mg in 2 ED/d
	> 70 kg	3200 mg in 2 ED/d

Tipps & Tricks

NW
- häufig: Schläfrigkeit, Schwindel, GI-Störungen
- gelegentlich: Diplopie, Epistaxis, Ausschlag
- selten: Gangstörung, allerg. Reaktionen, Transaminasenanstieg

WW
- Interaktion mit anderen Antiepileptika, insbes. Valproat (Spiegelanstieg)
- Wirkungsverminderung von oralen Kontrazeptiva

Cave! nicht < 4 J. anwenden!

SPS 15 mg/l

S

Saccharomyces-Extrakt

Hamadin, Perenterol, Perocur

Darreichungsform

Kapseln 50/250 mg (forte)
Pulver 250 mg/Beutel

Indikation

Symptomatische Behandlung akuter Durchfallerkrankungen, Prophylaxe und Therapie der Reisediarrhö

Dosierung

Akute Darmerkrankungen	1–2 x/d 1 Beutel oder 1 Forte-Kapsel
Dauer	bis nach Beendigung der Erkrankung

Tipps & Tricks

NW Unverträglichkeitsreaktionen, Blähungen

Tipp
- Therapie nach Abklingen der Beschwerden einige Tage fortführen
- Wirkung bei unkomplizierter Diarrhö umstritten, studienbelegte Wirksamkeit bei antibiotikaassoziierter Diarrhö

Salbutamol

Apsomol, Broncho Inhalat/-spray, Cyclocaps Salbut, Epaq Pädiamol, Salbubronch-Elixier, Salbu-Fatol/-hexal, Salbutamol, Salbulair-Autohaler, Salmundin, Sultanol, Volmac

Darreichungsform

Retardkapseln	8 mg
Dosieraerosol	0,1 mg in 0,05 ml (1 Sprühstoß)
Fertig-Inhalationslösung	1,25 mg in 2,5 ml
	2,5 mg in 2,5 ml
Inhalationstropfen	5 mg in 1 ml (entspr. 20 Tr.)
	1 Tr. enthält 0,25 mg
Tropfen (oral)	1 mg in 1 ml
Pulver zum Inhalieren	0,1/0,2/0,4 mg/Dosis

Indikation

β-Sympathomimetikum, Antiasthmatikum, Bronchospasmolytikum

Dosierung

Oral Salbubronch-Elixier®	bei mangelnder Inhalationskompetenz/-compliance im Sgl.- und KK-Alter	

	2–23 Mon.	Initial 1 Tropf./kg um Verträglichkeit zu prüfen, dann
		• (1–)2(–3) Tropf./kg 3 × tgl.
		  • 4–6 kg 9(–13) Tropf./kg 2–3 × tgl. (**Cave:** NW!)
		  • 6–9 kg. 10–13(–17) Tropf./kg 2–3 × tgl.
		  • 9–12 kg 12–17(–20) Tropf./kg 3–4 × tgl.
		• max.: 5–9 Tropf. (0,3–0,6 mg/kg KG/d) **Cave:** NW

	2–6 J.	Initial 1 Tropf./kg um Verträglichkeit zu prüfen, dann • 15–30 Tropf. 3 × tgl. • 12–18 kg 20–25 Tropf./kg 2–4 × tgl. • max.: 60–120 Tropf./d **Cave:** NW
Inhalativ	Therapie der Wahl	
	Akutbehandlung	1–2 Sprühstöße, ggf. nach 10 Min. wiederholen
	Dauertherapie	• 3–4 × 1–2 Sprühstöße/d • max. 10 Sprühstöße/d
		• Inhalation über PariBoy: Salbutamol-Lsg (5 mg in 1 ml) in 2 ml NaCl 0,9 % inhalieren • Richtgröße: 1 Tropf./Lebensjahr/ED oder 1 Tropf./3 kg KG/ED
		• mindestens 2–3 Tropf. (max. 10 Tropf./ED) • Frequenz: abhängig von der Klinik 4–6(–8–10) × tägl.
i. v.	bei schwerem Status asthmaticus unter intensivmedizinischen Bedingungen	
	0,1–0,2–1,0 µg/kg/Min. (siehe unten Tipp)	

Tipps & Tricks

KI s. Fenoterol

NW s. Fenoterol

Cave! bei hohen Dosierungen auf Tachykardie achten (EKG-Monitor)

Tipp
- häufigstes inhalatives β-Mimetikum, sollte jeder Asthmatiker als Notfallspray griffbereit haben
- bei Sgl. und KK Dosieraerosol mit Spacer anwenden (z. B. Vortexmaske oder Aerochamber)
- Kombination mit Ipratropiumbromid (Atrovent) bei schweren Obstruktionen
- in der NVL-Asthma bronchiale wird Reproterol als i. v.-Medikation genannt

Orale Therapie (Salbubronchtropfen®) gute ambulante Alternative bei obstruktiver Bronchitis und mangelnder Inhalationscompliance. Immer niedrigste wirksame Dosis anstreben, großzügig mit rektalem oder oralem Steroid kombinieren.

AWMF Nationale VersorgungsLeitlinie (NVL) Asthma bronchiale, Langfassung, 2. Auflage

Sildenafil

Revatio, Viagra

Darreichungsform

Filmtabletten	20/25/50/100 mg
Ampullen	0,8 mg/ml (12,5 ml)
neonatal: Apothekenrezeptur Kapseln	1/2/4 mg

S

Indikation

Pulmonale Hypertension des Neonaten und Kindes, NO-Entwöhnung (Phosphordiesterase[PDE 5] Inhibitor)

Dosierung

FG > 34. SSW	• 0,4 mg/kg über 3 h i. v. • anschließend: 1,6 mg/kg/d i. v.

NG	• 0,5–1(–3) mg/kg/Dosis alle 6–12 h oral (Vargas-Origel, 2010) • mit niedriger Dosierung beginnen und individuell steigern
Sgl., Kdr., Jgdl.	0,25–0,5(–2) mg/kg/ED alle 4–8 h oral

Tipps & Tricks

KI arterielle Hypotension, gleichzeitige Therapie mit Nitratderivaten (Nitroglyzerin)

NW Erythem, Diarrhö, Myalgie, Gastritis, Hypotension, Fieber, Thrombozytenfunktionsstörung

WW
- Wirkungsverstärkung durch Bosentan, Erythromycin und Alpha-1 Blocker
- Wirkungsabschwächung durch Azolderivate

Cave!
- optimale Dosierung nicht bekannt (Ahsman, 2009), vorsichtiges Titrieren nach Effekt
- keine Zulassung für pädiatrische Indikationen (Off-Label)

Tipp
- bei den Neonaten keine sichere Datenlage über die exakte Therapiedauer, nur einzelne kleine Studien in der Neonatologie und Pädiatrie
- als Kapseln vorbereiten (z. B. 3 mg/ED) und per Magensonde verabreichen
- SaO_2 Anstieg nach 30–90 Min., ggf. Verdoppelung der Dosis
- Spitzenspiegel nach 60 Min. (30–120 Min.)
- Ausgleich eines vorbestehenden Volumenmangels (cave RR)

Spiramycin

Rovamycine, Selectomycin

Darreichungsform

Tabletten 500.000 IE/750.000 IE

Indikation

Makrolidantibiotikum, (Alternativ-)Therapeutikum bei akuter Toxoplasmose der Augen, wenn Pyrimethamin und/oder ein Sulfonamid nicht anwendbar sind

Dosierung

3–4 J. (ca. 15 kg)	2,25–4,5 Mio. IE/d in 2–4 ED
5–6 J. (ca. 20 kg)	3,0–6,0 Mio. IE/d in 2–4 ED
7–12 J. (ca. 30 kg)	4,5–6,0 Mio. IE/d in 2–4 ED
> 12 Jahre (> 40 kg)	6 Mio, IE/d in 2–4 ED

Tipps & Tricks

KI s. Erythromycin und Clarithromycin
NW s. Erythromycin und Clarithromycin
Tipp vor Einsatz EKG zum Ausschluss eines Long-QT-Syndroms

Spironolacton

Aldactone, Osyrol, Spironolacton, verospiron

Darreichungsform

Tabletten, Dragees, Kapseln 25/50/100 mg

Indikation

Kaliumsparendes Diuretikum; Conn-Syndrom (primärer Hyperaldosteronismus), Flüssigkeitsrestriktion bei sekundärem Hyperaldosteronismus (Leberzirrhose, Herzinsuffizienz, nephrotisches Syndrom)

S

Dosierung

Primärer Hyperaldosteronismus (Conn-Syndrom)	200–500 mg/m² KOF/d in 2–3 ED
Diuretikum/sekundärer Hyperaldosteronismus	• 4–5 mg/kg/d in 1–2 ED über 3–5 d • dann 2–3 mg/kg/d in 1–2 ED als Erhaltung

Tipps & Tricks

KI Niereninsuffizienz (Kreatinin > 1,8 mg/dl bzw. Kreatinin-Clearance < 30 ml/Min.), Hyperkaliämie, Hyponatriämie

NW
- sehr häufig: reversible Gynäkomastie, insbesondere bei eingeschränkter Nierenfunktion, Hyperkaliämie
- häufig: Kopfschmerzen, Schläfrigkeit, Ataxie, Verwirrtheit

WW wegen Gefahr einer Hyperkaliämie möglichst nicht mit ACE-Hemmern kombinieren

Cave! Kombination unter regelmäßiger Kontrolle der Elektrolyte bei normaler Nierenfunktion möglich (cave Hyperkaliämie)

Tipp regelmäßige Kontrollen von Elektrolyten und Kreatinin

Sulfasalazin

Azulfidine, Colo-Pleon, Sulfasalazin-Heyl

Darreichungsform

Tabletten (magensaftlöslich und -resistent)	500 mg
Suppositorien	500 mg

Indikation

Antientzündliche Therapie bei Morbus Crohn und Colitis ulcerosa, rheumatische Erkrankungen mit HLA-B27 Assoziation (Spondylarthropathien)

Dosierung

Initial	40–60 mg/kg/d p. o. oder rektal in 3–4 ED bei akutem Schub
Dauertherapie	30–40 mg/kg/d in 3–4 ED p. o. oder rektal als Rezidivprophylaxe
Erw. u. Kdr. > 14 J.	Abends 1 Supp. in Linksseitenlage (bei distaler Colitis bis max. Ausdehnung bis zur linken Flexur)

Tipps & Tricks

KI Anwendungsbeschränkung bei Kindern < 2 J.

NW s. Mesalazin

Tipp
- regelmäßige Kontrollen von BB, Nieren- und Leberwerten, Lipase
- Steigerung der Flüssigkeitszufuhr zur Verhinderung einer Kristallurie
- magensaftlösliche Tabletten bei Morbus-Crohn-Befall des oberen Intestinums verwenden

Sultiam

Ospolot

Darreichungsform

Tabletten 50/200 mg

Indikation

Rolando-Epilepsie (in Deutschland Mittel der 1. Wahl), BNS-Anfälle (West-Syndrom), fokale Epilepsien

Dosierung

Rolando-Epilepsie	(3–)5–10 mg/kg/d in 2 ED (einschleichende Dosierung)
BNS-Anfälle	5–15 mg/kg/d in 2 ED (einschleichende Dosierung)

Tipps & Tricks

KI Überempfindlichkeit gegen Sulfonamide, Porphyrie, Hyperthyreose, arterielle Hypertonie

NW
- häufig: Magenbeschwerden, Parästhesien in den Extremitäten und im Gesicht, Atembeschwerden
- Schwindel, Kopfschmerzen, Stenokardien, Tachykardien, Doppelbilder, Gewichtsverlust, Appetitlosigkeit

WW Erhöhung des Plasmaspiegels von Phenytoin

SPS
- Rolando-Epilepsie: 1–3 mg/l = 3,5–10,5 µmol/l
- Andere Epilepsien: 5–10 mg/l = 17,5–35 µmol/l

AWMF Therapie der Blitz-Nick-Salaam Epilepsie (West-Syndrom) (S3)

Sumatriptan

Imigran, Sumatriptan

Darreichungsform

Nasenspray	10 mg (mite)
Fertigspritzen	6 mg in 0,5 ml s. c.

Indikation

Akute Behandlung von Migräneanfällen mit und ohne Aura bei Nichtansprechen der nichtsteroidalen Antiphlogistika

Dosierung

> 12 J.	nasal	• 10 mg (1 Sprühstoß in ein Nasenloch) • nur bei Wiederauftreten bereits abgeklungener Symptome: Einnahme einer weiteren Dosis im Abstand von mindestens 2 Stunden
	s. c.	6 mg als ED bei Notfallsituation

Tipps & Tricks

KI Hypertonus, Gefäßerkrankungen, Leber- oder Nierenfunktionsstörungen

NW häufig: Schwindel, Benommenheit, Sensibilitätsstörungen, vorübergehender Blutdruckanstieg kurz nach der Behandlung, Hautrötung mit Hitzegefühl (Flushing), Dyspnoe, unangenehmer Geschmack

Cave!
- bei Nichtansprechen auf die 1. Dosis für dieselbe Attacke keine 2. Dosis einnehmen!!
- für orale Anwendung im Kindes-/Jugendalter keine Zulassung

Surfactant

Alveofact, Curosurf, Exosurf neonatal, Survanta

Darreichungsform

Alveofact

Suspension	50 mg in 1,2 ml (Phospholipid aus Rinderlunge)
Trockenampulle	50 mg aufgelöst zu 1,2 ml

Survanta

Suspension	200 mg in 8 ml (Phospholipid aus Rinderlunge)

Curosurf

Suspension	111/222 mg in 1,5/3,0 ml (Phospholipid aus Schweinelunge)

Exosurf

Trockensubstanz	174,76 mg in 1 Flasche (synthetisches Surfactant)

Indikation

Prophylaktische und therapeutische intratracheale Surfactantsubstitution bei Surfactantmangel-/Atemnotsyndrom von Frühgeborenen

Dosierung

Alveofact	100 mg/kg = 2,4 ml/kg
Survanta	100 mg/kg = 4 ml/kg
Curosurf	200 mg/kg = 2,7 ml/kg
Exosurf	67,5 mg/kg = 5 ml/kg
Bis zu 3-malige Wiederholung nach jeweils 6–12 h, falls nötig (Alveofact dann nur 50 mg/kg); weitere Gaben schaden mehr als sie nutzen	

Tipps & Tricks

NW asymmetrische Lungenveränderungen, selten Lungenblutungen, kurzfristige RR-Abfälle durch Erweiterung des pulmonalen Gefäßbettes, evtl. erhöhtes Risiko nosokomialer Infektionen

Cave! vor Applikation Tubuslage und Beatmung überprüfen, BGA, Ausschluss einer respiratorischen oder metabolischen Azidose, Hämodynamik kontrollieren, Volumenmangel ausschließen/beheben

Tipp
- Applikation: Surfactant auf Raumtemperatur bringen, 1- bis 2-mal schwenken, nicht schütteln, Trachealtubus und Instillationssonde justieren
- Es gibt „non-responder" und „delayed-responder", daher bei Nichtansprechen nächste Gabe frühestens nach 1–2 h.

Teicoplanin

Targocid

Darreichungsform

Trockensubstanz zur Injektion 100/200/400 mg

Indikation

Staphylokokkenwirksames Glykopeptidantibiotikum, Alternative zu Vancomycin

Dosierung

NG	• initial 16 mg/kg/d i.v. • dann 8 mg/kg/d in 1 ED
Sgl. 3–12 Mon.	• initial 20 mg/kg/d in 2 ED • dann 6–10 mg/kg/d in 1 ED i.v.

Kdr. 1–12 J.	• initial 20 mg/kg/d in 2 ED • dann 10 mg/kg/d in 1 ED i. v.
Jgdl./Erw.	• initial 400–800 mg/d in 1–2 ED • dann 200 bis 400 mg/d in 1 ED i. v. oder i. m.

Tipps & Tricks

KI intrathekale Gabe

NW häufig: Überempfindlichkeit gegenüber Teicoplanin (Exantheme, Urtikaria, Fieber usw.), Schmerzen an der Injektionsstelle

Cave! bei FG und NG sowie Niereninsuffizienz ggf. Serumspiegel messen

Tipp
- praktisch identisches Wirkungsspektrum wie Vancomycin, aber längere HWZ (Einmalgabe möglich) und geringere Nephrotoxizität
- Anwendung am besten nach vorheriger Resistenztestung

Terbutalin

Bricanyl

Darreichungsform

Injektionslösung 0,5 mg in 1 ml

Indikation

β-Sympathomimetikum (zur s. c.-Applikation), Bronchospasmolytikum, Antiasthmatikum

T

Dosierung

Richtdosis subkutan	0,25–0,5 mg s. c. alle 4h

Tipps & Tricks

NW siehe Salbutamol

Cave! subkutane Anwendung nur in Notfallsituationen

Tipp Die inhalative und orale Anwendung haben bei Kindern keine Bedeutung und werden deshalb hier nicht genannt.

AWMF Nationale VersorgungsLeitlinie (NVL) Asthma bronchiale, Langfassung, 2. Auflage

Theophyllin

Afonilum, Bronchoparat, Bronchoretard, Euphylong, Solosin, Theophyllin, Uniphyllin

Darreichungsform

Tabletten, Retardtabletten, Retardkapseln, Brausetabletten	100/125/135/200/250/270/ 300/350/375/400/450/500 mg
Tropfen	104 mg in 1 ml (= 24 Tropf.) (1 Tropf. enthält 4,33 mg)
Suppositorien	50/250 mg
Injektionslösung	200 mg in 10 ml (Bronchoparat) = 1 mg in 1 Tropf., wenn oral verabreicht 400 mg in 100 ml 420 mg in 60 ml 624 mg in 15 ml

Indikation

Apnoebehandlung bei FG und NG, Behandlung der bronchopulmonalen Dysplasie (BPD), Antiasthmatikum

Dosierung

Apnoe bei FG und NG	initial	(6)–8 mg/kg p. o. in 1 ED
	Erhaltungsdosis nach 6–8 h	3 mg/kg/d p. o. in 6–8 ED (nach Schranz)
		8 mg/kg/d in 4 ED
Antiasthmatikum	initial (Asthmaanfall)	• Richtdosis: (2–)5(–6) mg/kg innerhalb 20 Min. i. v. • bei Vorbehandlung mit Theophyllin (vorher Spiegelbestimmung): 2–3 mg/kg • ohne Vorbehandlung mit Theophyllin: 5–6 mg/kg

	dann	Richtdosis	Dauerinfusion 15 mg/kg/d oder 0,5–0,7 mg/kg/h
		NG	4 mg/kg/d
		2–6 Mon.	10–12 mg/kg/d
		6–12 Mon.	12–20 mg/kg/d
		2. LJ.	20–25 mg/kg/d
		KK	15–20 mg/kg/d
		Schulk.	15–18 mg/kg/d
		Jgdl.	10–15 mg/kg/d (Raucher bis ⅓ mehr)
	Dauer-therapie (oral)	• Umstellung auf orale Präparate, individuelle Dosierung nach Plasmaspiegel ausgehend von Tagesdosis der i. v.-Therapie. • bei sofortiger oraler Therapie ebenfalls Dosis wie bei i. v.-Erhaltungstherapie (15 mg/kg/d und nach Plasmaspiegel)	

Tipps & Tricks

KI akute tachykarde Arrhythmien, schwere Hypertonie, hypertrophe obstruktive Kardiomyopathie, Hyperthyreose, Vorsicht bei Epilepsie, Leber- und Nierenfunktionsstörung

NW
- bei Serumkonzentration > 20 mg/l, z. B. Kopfschmerzen, Erregungszustände, Unruhe, Schlaflosigkeit, gastrointestinale Störungen (Übelkeit, Erbrechen, Durchfall); Verstärkung eines gastroösophagealen Refluxes, tachykarde Rhythmusstörungen, Hypokaliämie, Palpitationen, Blutdruckabfall, verstärkte Diurese
- bei Serumkonzentration > 25 mg/l: Krampfanfälle, gastrointestinale Blutungen, ventrikuläre Arrhythmien, multifokale Vorhoftachykardie, Blutdruckabfall

Tipp
- Theophyllin kann stationär bei Kindern mit schweren oder lebensbedrohenden Bronchospasmen eingesetzt werden, die auf Maximaldosen von Bronchodilatatoren und Kortikosteroiden nicht angesprochen haben.
- Einige i. v. Lösungen können auch in gleicher Dosierung als Trinkampulle verwendet werden (z. B. Aerobin, Bronchoparat).

SPS Spiegelkontrolle initial bei vorbehandelten Kindern, sonst 24 h nach Therapiebeginn:

- Asthma, BPD: 10–20 µg/ml
- Apnoen: 7–13 µg/ml

1 mg/kg i. v. erhöht den Serumspiegel um 1,7–3,5 µg/ml

AWMF Nationale VersorgungsLeitlinie (NVL) Asthma bronchiale, Langfassung, 2. Auflage

Thiopental-Natrium

Thiopental, Trapanal

Darreichungsform

Trockensubstanz zur Injektion	0,5/1,0 g in 20 ml 2,5 g in 100 ml

Indikation

Barbiturat zur Einleitung von Kurz- und Basisnarkosen sowie Intubationsvorbereitung

Dosierung

Intubationsvorbereitung	(2–)5(–10) mg/kg i. v., davon ⅓ schnell als Bolus, danach langsam nach Effekt weiterspritzen
Sedierung nach Reanimation	2–5 mg/kg/h i. v. als Dauerinfusion (**Cave:** Kardiodepression)
Schädel-/Hirntrauma mit Hirnödem	2–5 bis max. 10 mg/kg/h i. v. als Dauerinfusion, bis intrazerebraler Druck (ICP) sinkt oder Burstsuppression im EEG
Ultima Ratio-Therapie bei Status epilepticus	2–5 mg/kg/ED i. v., anschließend Dauerinfusion mit 2–5 bis max. 10 mg/kg/h

Tipps & Tricks

KI s. Phenobarbital

NW s. Phenobarbital

T

Cave!
- Bronchospasmus v. a. bei schneller Bolusinjektion
- nur unter Intubationsbereitschaft anzuwenden!
- nicht bei Asthma bronchiale verwenden!

Tipp
- Plasma-HWZ 3–8 h, ZNS-Effekte halten deutlich kürzer an
- Thiopental wirkt nicht analgetisch, bei Narkosen also bei Bedarf Analgetikum zusätzlich verwenden

Thiopental (z. B. 0,5 g = 500 mg Durchstechflasche):
500 mg + 20 ml Aqua dest. = 25 mg/ml
davon 0,2 ml/kg i. v. = 5 mg/kg

L-Thyroxin

Eferox, Eferox Lösung, Euthyrox, L-Thyroxin, L-Thyroxin Henning Tropfen

Darreichungsform

Tabletten	25/50/75/100/125/150/175/200/300 μg
Depottabletten	1 mg
Injektionslösung	0,5 mg
Tropfen:	1 Tropfen Lösung enthält 5 μg L-Thyroxin
Lösung	100 μg/5 ml

Indikation

Hypothyreose jeglicher Genese, Hashimoto-Thyreoiditis, Zusatzmedikation bei thyreostatischer Therapie

Dosierung

<table>
<tr><td rowspan="4">Konnatale Hypothyreose</td><td colspan="4">• initiale Behandlung: > 10 μg/kg KG (~ 12 μg/kg)
• bei schwerer Hypothyreose mit Athyreose: 15 μg/kg KG</td></tr>
<tr><td rowspan="3">Zieldosis 12 μg/kg</td><td>3.000 g KG</td><td>7 Tropf.</td><td>1,8 ml Lsg.</td></tr>
<tr><td>3.500 g KG</td><td>8 Tropf.</td><td>2,1 ml Lsg.</td></tr>
<tr><td>4.000 g KG</td><td>9 Tropf.</td><td>2,4 ml Lsg.</td></tr>
</table>

	Zieldosis 15 µg/kg	3.000 g KG	9 Tropf.	2,25 ml Lsg.
		3.500 g KG	10 Tropf.	2,62 ml Lsg.
		4.000 g KG	12 Tropf.	3,0 ml Lsg.
Hypothyreose nach der Neonatalzeit	Beginn mit altersadäquater Erhaltungsdosis			
	Alter	µg/d	µg/kg KG	µg/m² KOF
	1.–6. Mon.	25–50	7–10	200–250
	7.–24. Mon.	50–75	6–8	150–200
	3.–5. J.	75–100	6	125–150
	6.–12. J.	100–150	3–5	100–125
	ab 12. J.	150–200	3	100–150

Tipps & Tricks

KI Hyperthyreose (außer bei Zusatzbehandlung mit Thyreostatika)

NW bei Überdosierung: Tremor, Tachykardie, Hyperhidrosis, Diarrhö, Gewichtsverlust, Unruhe

Cave!
- grundsätzlich keine starre Therapie, sondern Anpassung an Reaktion der Kinder (Gewicht, Puls, Temperatur, Gesamtverhalten)
- Therapiekontrolle (körperliche Untersuchung und Bestimmung von TSH, T4 (oder fT_4) und ggf. T3) nach 1, 2, 4 Wochen, dann im 1. und 2. LJ alle 3 Monate
- Auslassversuch nicht vor dem 24. Lebensmonat empfohlen

Tipp
- Blut zur Schilddrüsenhormonbestimmung **vor** täglicher Hormongabe abnehmen
- Die Therapiesteuerung der nicht angeborenen Hypothyreose (z.B. Hashimoto) erfolgt nach dem fT^4, welches im oberen Drittel der Norm vorliegen soll.

AWMF Diagnostik, Therapie und Verlaufskontrolle der Primären angeborenen Hypothyreose (S2k)

Tilidinchlorid

Andolor, Tilidin, Valoron

Darreichungsform

Präparate meist in der Kombination: Tilidin/Naloxon

Lösung	50 mg in 20 Tropf. mit 4 mg Naloxon
Kapseln	50 mg mit 4 mg Naloxon
Retardtabletten	50 mg/4 mg, 100 mg/8 mg, 150 mg/12 mg, 200 mg/16 mg

Indikation

Zentral wirksames Analgetikum bei starken bis sehr starken Schmerzen

Dosierung

Richtdosis	ab 2. LJ: 1–2 mg/kg/ED p. o.
Faustregel	bis 4 × tägl. 1 Tropf./LJ (mind. 3 Tropf./ED, max. 10 Tropf./ED) 1 Tropf. = 2,5 mg Tilidin und 0,2 mg Naloxon

Tipps & Tricks

KI s. Tramal

NW s. Tramal

Tipp
- bei Niereninsuffizienz keine Verringerung der Dosis notwendig
- retardierte Form hat keine euphorisierende Wirkung

Tobramycin

Bramitop, Gernebcin, TOBRA-cell, Tobi, Tobramaxin, Tobramycin

Darreichungsform

Augentropfen	3 mg in 1 ml
Augensalbe	3 mg in 1 g

Injektionslösung	40 mg in 1 ml 80 mg in 2 ml 20/40/80 mg/Flasche
Infusionsflaschen	80 mg in 80 ml 240 mg in 80 ml,
Inhalationslösung	300 mg in 5 ml

Indikation

Aminoglykosidantibiotikum, v. a. bei schweren Infektionen mit gramnegativen Erregern, Aminoglykosid der Wahl bei Pseudomonas aeruginosa, insbesondere bei zystischer Fibrose (CF)

Dosierung

Topisch	Augentropfen	1 Tropf. alle 4 h einträufeln
	Augensalbe	2–3 × tägl. 1,5 cm Salbenstrang in den Bindehautsack
Systemisch (i. v. als Kurzinfusion oder i. m.)	FG und NG	initial 5 mg/kg in 2 ED (in den ersten 24 h), dann 2,5–3,5 mg/kg/ED: • < 30. SSW: alle 24 h • 30.–37. SSW: alle 18h • > 37. SSW: alle 12h
	Sgl. 3–12 Mon.	3–6 mg/kg/d in (1–)3 ED
	Kdr. 1–12 J.	5 mg/kg/d in (1–)3 ED
	Jgdl./Erw.	3–5 mg/kg/d in (1–)3 ED, max. 400 mg/d
	bei CF	5–10 mg/kg in 1–3 ED
Inhalativ bei CF	Langzeitinhalation	2 × 80 mg/d für 12 Monate
	Kurzzeitinhalation	2 × 300 mg/d für 4–8 Wochen
	Mittelfristige Inhalation	2 × 300 mg/d für 3×4 Wochen im on-off Schema

Tipps & Tricks

KI s. Gentamycin
NW s. Gentamycin
SPS vor Gabe: < 2 µg/ml; 1 h nach Gabe: 5–10 µg/ml

Topiramat

Topamax

Darreichungsform

Filmtabletten 25/50/100/200 mg

Indikation

Monotherapie bei Kindern > 2 J. bei neu diagnostizierter Epilepsie, Zusatztherapie bei fokalen Anfällen mit und ohne sek. Generalisierung, primär generalisierten tonisch-klonischen Anfällen und Lennox-Gastaut-Syndrom, Spannungskopfschmerzprophylaxe, Migräneprophylaxe

Dosierung

Monotherapie Kdr. > 2 J.	• Eindosierung in der 1. Wo.: 0,5–1 mg/kg/d abends • anschließend alle 1–2 Wo. um 0,5–1 mg/kg/d in 2 ED steigern • empfohlene Zieldosis 3(–6) mg/kg/d
Zusatztherapie Kdr. > 2 J.	• Eindosierung mit 0,5–1 mg/kg/d abends • anschließend alle 1–2 Wochen Steigerung um 1 mg/kg/d • empfohlene Zieldosis 5–9 mg/kg/d in 2 ED; max. Tagesdosierung bis 15–30 mg/kg/d wurden untersucht und vertragen
Prophylaxe Migräne/ Spannungskopfschmerz	1–3 mg/kg/d in 2 ED

Tipps & Tricks

KI Kdr. < 2 J., Nephrolithiasis, Hyperkalziurie oder gleichzeitige Einnahme von lithogenen Arzneimitteln, Niereninsuffizienz, Leberinsuffizienz, Vorsicht bei metabol. Azidose

NW
- sehr häufig: Appetitlosigkeit, Verwirrtheit, Depression, Sprach-/Sprechstörungen, Schwindel, Ataxie, psychomotorische Verlangsamung, Sehstörungen, Übelkeit, Diarrhö, Müdigkeit, Kopfschmerzen, Gewichtsverlust

- häufig: Anämie, Leukopenie, Schlaflosigkeit, emotionale Labilität, Tremor, Gangstörungen Geschmacksveränderungen, Gesichtsfelddefekt, Dyspnoe, gastroösophageale Refluxkrankheit, Zahnfleischbluten, Alopezie, Pruritus, Nephrolithiasis, Pollakisurie, Gewichtszunahme

WW bei Einnahme von Phenytoin/Carbamazepin verminderter Topiramat-Plasmaspiegel, Absinken des Digoxinspiegels

INTOX akute Überdosis: Magenspülung und Aktivkohle, ggf. induziertes Erbrechen, Hämodialyse ist sehr effektiv

Cave! Kontrolle von Bikarbonat und Azidose, v. a. auf ausreichende Flüssigkeitszufuhr unter Therapie achten, um Nephrolithiasis vorzubeugen

Tipp
- SPS Bestimmung nicht sinnvoll
- Sonokontrollen wegen Nierensteinen empfohlen
- unter Monotherapie seltener NW

Tramadol

Amadol, Tramadol, Tramal, Tramundin

Darreichungsform

Tabletten, Kapseln, Brausetabletten	50 mg
Retardtabletten	100/150/200 mg
Tropfen	100 mg in 1 ml (= 40 Tropf.)
Suppositorien	100 mg
Injektionslösung	50 mg in 1 ml
	100 mg in 2 ml

Indikation

Analgetikum bei mittelstarken bis starken Schmerzen

T

Dosierung

i. v.	• 0,5–1(–1,5) mg/kg/ED i. v. (alternativ i. m. oder s. c.) • Dauerinfusion 0,2 mg/kg/h (bis max. 8 mg/kg/d)

Oral (1 Tropf. = 2,5 mg)	1–2 mg/kg/ED für Kdr. ≥ 1 J., max. 400 mg/d	
	1 J. (10 kg)	4–8 Tropf.
	3 J. (15 kg)	6–12 Tropf.
	6 J. (20 kg)	8–16 Tropf.
	9 J. (30 kg)	12–24 Tropf.
	11 J. (45 kg)	18–36 Tropf.

Tipps & Tricks

KI s. Pethidin

NW s. Pethidin

Cave!
- bei Opiatabhängigkeit und erhöhter Krampfbereitschaft Medikation vermeiden
- Anwendungsbeschränkung bei Kindern < 1 J.

Trimethoprim

Infectotrimet

Darreichungsform

Trimethoprim

Saft 50/100 mg in 5 ml
Tabletten 50/100/150/200 mg

Trimethoprim + Sulfonamide (Co-trimoxazol)

Bactrim, Cotrim, Cotrimhexal, Cotrimox-Wolff, Eusaprim, Kepinol, Sigaprim

Darreichungsform

Trimethoprim (TMP) + Sulfonamide

Angabe des TMP-Anteils:

Saft 20/40/80 mg in 5 ml
Tabletten 80/160/180 mg
Injektionslösung 80 mg in 5 ml

Indikation

Antibiotikum, v. a. bei Harnwegsinfektionen (und -reinfektionsprophylaxe), Salmonellen, Pneumocystis-carinii-Infektionen (und -reinfektionsprophylaxe)

Dosierung (TMP-Anteil)

Oral	**Richtdosis**	3 Mo-12 J	6 mg/kg/d in 2 ED
(therapeutisch)		Jgdl./Erw.	320 mg/d in 2 ED
	Saft TMP + Sulfonamid (Cotrim-K-Saft): TMP 40 mg/Sulfamethoxazol 200 mg in 5 ml, entspr. 240 mg Cotrimoxazol	6 Wo.– 5 Mon.	2 × 2,5 ml/d
		6 Mon.–5 J.	2 × 5 ml/d
		6–12 J.	2 × 10 ml/d
		> 12 J.	2 × 20 ml/d
	TMP-Saft (Infectotrimet-Saft): TMP 100 mg in 5 ml	5–10 kg	2 × 1,25 ml/d
		10–20 kg	2 × 2,5 ml/d
		20–40 kg	2 × 5 ml/d
		> 12 J.	2 × 7,5–10 ml/d
Oral (HWI-Reinfektionsprophylaxe)		1–2 mg/kg/d in 1 ED (vor dem Schlafen)	
i. v.		10 mg/kg/d in 2–3 ED	
Pneumocystis-carinii-Infektion		20 mg/kg/d i. v. oder p. o. in 4 ED	

Tipps & Tricks

KI Überempfindlichkeit gegen TMP oder Sulfonamide, Erythema exsudativum multiforme, BB-Veränderungen, Glukose-6-Phosphat-Dehydrogenasemangel, Hämoglobinanomalien, hochgradige Nierenschäden, schwere Leberschäden, akute hepatische Porphyrie, Frühgeborene, Hyperbilirubinämie, Anwendungsbeschränkung bei fragilem X-Chromosom, NG < 5. LW.

NW häufig: allergische Hautreaktionen (Exantheme, Purpura, Photodermatose, Erythema nodosum, Pruritus, Fieber), gastrointestinale Beschwerden (epigastrische Schmerzen, Appetitlosigkeit, Übelkeit, Erbrechen, Diarrhö), Glossitis, Gingivitis, abnormer Geschmack, Gelenkschmerzen, Kopfschmerzen

Tipp bei Harnwegsinfektionen und -prophylaxe Bevorzugung der TMP-Monotherapie

Tropisetronhydrochlorid

Navoban

Darreichungsform

Kapseln	5 mg
Injektionslösung	2 mg in 2 ml, 5 mg in 5 ml

Indikation

Vorbeugung und Behandlung von Übelkeit und Erbrechen bei Chemo- und Strahlentherapie

Dosierung

Kdr. > 2 J.	• unmittelbar vor Gabe des Chemotherapeutikums langsam 0,2 mg/kg KG bis zu max. 5 mg (1 Amp. 5 mg/5 ml) i.v. • anschließend über bis zu 5 d 1 × tägl. 0,2 ml Injektionslösung/kg KG oral (entspricht 0,2 mg/kg), max. 5 ml (1 Ampulle 5 mg/5 ml) • Bei Erreichen der täglichen Maximaldosis von 5 mg kann auch eine Kapsel Navoban geschluckt werden.

Tipps & Tricks

KI Kinder < 2 J. (keine ausreichenden Erfahrungen)

Valganciclovir

Valcyte

Darreichungsform

Pulver 50 mg/ml

Indikation

Orale Therapie bei symptomatischer kongenitaler CMV-Infektion, CMV-Prävention nach Herz-, Leber- oder Nierentransplantation, CMV-Retinitis

Dosierung

NG, Sgl. < 3 Mon.	16 mg/kg/ED alle 12 h für 6 Wochen	
Sgl. > 3 Mon., Kdr./Jgdl. bis 16 J.	15–18 mg/kg/d in 1 ED (alternativ exakte Berechnung nach Kreatinin-Clearance)	
Jgdl. > 16 J.	Retinitis, aktive CMV	• 2× 900 mg/d für 3 Wochen • dann 1× 900 mg/d zur Erhaltungstherapie
	post Transplantation	1× 900 mg/d für 100(–200) d

Tipps & Tricks

KI Hämodialyse

NW Granulozytopenie, Anämie, Thrombozytopenie, tierexperimentelle Daten zeigen mutagene, teratogene und karzinogene Effekte

Tipp
- Alternative zur intravenöser Ganciclovir-Therapie, da Valganciclovir eine hinreichende orale Verfügbarkeit besitzt
- fertige Lösung bei 2–8 Grad Kühlschrank für 49 Tage haltbar, nicht einfrieren!
- noch wenige pharmakologische Daten im Kindesalter

- Kdr. < 16 J. und Niereninsuffizienz: keine zusätzliche Dosiskorrektur
- Jgdl. >16 Jahre: Dosiskorrektur bei Niereninsuffizienz beachten

Valproinsäure

Convulex, Convulsofin, Depakine, Ergenyl, Leptilan, Orfiril

Darreichungsform

Tabletten/Kapseln/Dragees	150/300/500/600 mg
Retardtabletten/Granulat	300/500/750/1.000 mg
Tropflösung	300 mg in 1 ml
Saft	300 mg in 5 ml
Injektionslösung	300 mg in 3 ml

Indikation

Antiepileptikum, Migräneprophylaxe, Status epilepticus

Dosierung

Richtdosis	20–30 mg/kg/d in 2–3 ED; bei Bedarf bis auf 120 mg/kg/d zu steigern	
Therapie	• initial 5–10 mg/kg/d • dann alle 4–7 d Erhöhung um 5 mg/kg/d bis zu folgenden Tagesdosen:	
Tagesdosis	Sgl.	150–300–(450 mg)/d
	KK	300–450–(1.200 mg)/d
	SK	300–600–(1.800 mg)/d
Juvenile myoklonische Epilepsie	10–30 mg/kg in 2 ED oder abendlich in 1ED	
BNS-Anfälle	20–100 mg/kg/d in 2ED	
Migräneprophylaxe	15–(30) mg/kg/d	
Status epilepticus (nicht konvulsiv)	20–40 mg/kg über 3–5 min (max. 5–10 mg/kg/Min.)	

V

Tipps & Tricks

KI
- familiäre, v. a. arzneimittelinduzierte Lebererkrankungen, Lebererkrankungen in der Anamnese, Valproattherapie mit letalem Ausgang bei Geschwistern
- Anwendungsbeschränkungen: Kleinkinder unter antikonvulsiver Kombinationstherapie, Knochenmarkschädigung, Niereninsuffizienz, Hypoproteinämie, Gerinnungsstörungen, angeborene Enzymmangelkrankheiten, gleichzeitige Anwendung von Acetylsalicylsäure v. a. bei Sgl. und KK

NW
- sehr häufig: isolierte, mäßig ausgeprägte Hyperammonämie ohne Veränderung der Leberfunktionsparameter (meist ohne Pflicht zum Therapieabbruch, neurologische Symptome möglich)
- häufig: reversible Thrombozytopenien und Leukopenien, Diarrhö, Übelkeit
- gelegentlich: Hypersalivation, Magenschmerzen, Gewichtsveränderungen, Appetitlosigkeit, Schläfrigkeit, Tremor, Parästhesien, passagerer Haarausfall

Cave! **Valproat-Hepatopathie:** Appetitlosigkeit, neu aufgetretene Abneigung gegen das Medikament oder gewohnte Speisen, Apathie, Ödeme und Blutungsneigung: falls keine andere Erklärung hierfür, sofort die Valproattherapie absetzen, ohne auf eventuelle Laborveränderungen zu warten. Das Häufigkeitsmaximum (60–70 %) der Valproat-induzierten fatalen Hepatopathien liegt zwischen dem Ende der 4. Behandlungswoche und des 3. Behandlungsmonats.

Tipp
- Diagnostik vor Behandlungsbeginn: Ausschluss von Leber- und Pankreaserkrankungen, Gerinnungsstörungen, unklare Stoffwechselstörungen
- Laborkontrollen: nach 0, 1, 3, 6 Monaten, dann alle 6 Monate (Blutbild sowie SGOT, SGPT, Bilirubin, Lipase, Amylase und Gerinnungsparameter: Thrombozyten, PTT, Quick [INR], Fibrinogen)

SPS 50–150 mg/l

Vancomycin

VANCO, VANCO-cell, Vancomycin, Vanco-saar

Darreichungsform

Kapseln	250 mg
Trockensubstanz zur Injektion	500/1.000 mg

Indikation

Glykopeptidantibiotikum der Reserve, v. a. bei Staphylokokken, Enterokokken, Clostridium difficile, grampositiven Anaerobiern

Dosierung

Neonatologie	< 30. SSW	15 mg/kg/24 h i. v. als Kurzinfusion über 1 h
	30.–37. SSW	15 mg/kg/18 h i. v. als Kurzinfusion über 1 h
	> 37. SSW	15 mg/kg/12 h i. v. als Kurzinfusion über 1 h
Sgl. 3–12 Mon.	Richtdosis	40 mg/kg/d i. v. in 2–3 ED
	Meningitis	60 mg/kg/d i. v. in 2–3 ED
Kdr. 1–12 J.	Richtdosis	40(–60) mg/kg/d i. v. in 2–4 ED
	Meningitis	60 mg/kg/d i. v. in 2–3 ED
	Kolitis	50 mg/kg/d p. o. in 4 ED
Jgdl./Erw.	Richtdosis	2 g/d i. v. in 2–4 ED
	Meningitis	3 g/d i. v. in 3 ED
	Kolitis	0,5–2 g/d p. o. in 4 ED

Tipps & Tricks

KI abgesehen von vitaler Indikation: Vorschädigung des Vestibular- und Cochlearapparates, Anurie

NW „Red-neck-“ oder „Red-man“-Syndrom bei rascher Infusion von hohen Dosen, makulopapulöses Exanthem, Fieber, lokale Phlebitis, Schock bei rascher i. v.-Gabe, Hörschäden, Nierenschäden, Neutro- und Thrombozytopenie

WW
- additive Hör- und Nierenschädigung in Kombination mit anderen oto- und nephrotoxischen Medikamenten
- verminderte enterale Resorption von Digoxin

SPS Talspiegel: 5–10 mg/l, Spitzenspiegel: 20–40 mg/l
Bestimmung vor und nach der 3. Gabe

Verapamil

Falicard, Isoptin, Vera, Verahexal, Veramex, Verapamil, Veroptinstada

Darreichungsform

Dragees/Tabletten	40/80/120 mg
Retardkapseln/-tabletten	80/120/240 mg
Injektionslösung	5 mg in 2 ml
	50 mg in 20 ml

Indikation

Kalziumantagonist, Antiarrhythmikum; Anwendung bei koronarer Herzkrankheit, Angina pectoris, Arrhythmien, paroxysmaler supraventrikulärer Tachykardie, Vorhofflimmern/Vorhofflattern mit Arrhythmie (außer WPW), supraventrikulären Extrasystolen, Hypertonie

Dosierung

Oral	2–5(–max. 8) mg/kg/d in 3 ED
i. v.	• 0,1–0,2 mg/kg/ED 1 : 5 verdünnt langsam injizieren • nach jeder 0,1 mg/kg-Dosis 3 Min. warten (max. Dosis: 5 mg) • ggf. bei vorbestehender Hypokalzämie Vorgabe von 0,5 ml/kg Kalziumglukonat 10 % • i. v.-Gabe nur unter EKG-Monitoring!

V

Tipps & Tricks

KI Kdr. < 1 J., AV-Blockierung, dekompensierte Herzinsuffizienz, WPW-Syndrom, Sick-Sinus-Syndrom, β-Blocker-Therapie

NW
- sehr häufig: Übelkeit, Völlegefühl, Obstipation
- häufig: Müdigkeit, Nervosität, Schwindel, Parästhesien, Tremor, Herzinsuffizienz (Verschlechterung), Übermäßiger Blutdruckabfall, Sinusbradykardie, AV-Block I. Grades, Knöchelödeme, Flush, Urtikaria, Exantheme, Kopfschmerzen

Cave!
- vorsichtige i. v.-Gabe, da tiefe Bradykardie möglich. Beendigung der i. v.-Gabe bei Umschlagen in Sinusrhythmus. Vorsicht mit weiterer i. v.-Gabe, wenn sich die Herzfrequenz um 20 % der Ausgangsfrequenz vermindert.
- Überdosierung führt zur PQ-Verlängerung
- 1 Amp. Isoptin (2 ml) + 8 ml NaCl 0,9 % → 10 ml enthalten 5 mg Verapamil
- → 1 ml der Lösung = 0,5 mg Verapamil
- 0,2 ml/kg = 0,1 mg/kg

Vigabatrin

Sabril

Darreichungsform

Filmtabletten	500 mg
Granulat	500 mg/Beutel

Indikation

Als Monotherapie zur Behandlung von BNS-Anfällen (West-Syndrom); sonst nur in Kombination mit anderen Antiepileptika zur Behandlung von Patienten mit pharmakoresistenten fokalen Anfällen, bei denen alle anderen adäquaten Arzneimittelkombinationen nicht ausreichend wirksam waren oder nicht vertragen wurden

V

Dosierung

Monotherapie bei BNS-Anfällen (West-Syndrom)	Initialdosis	50 mg/kg/d ggf. alle 2–3 d um 50 mg/kg steigern
	Erhaltungsdosis	max. 150 mg/kg/d

Kombinationstherapie von fokalen Anfällen	Initialdosis	40 mg/kg/d	
	Erhaltungsdosis	10–15 kg	0,5–1 g/d
		15–30 kg	1–1,5 g/d
		30–50 kg	1,5–3 g/d
		> 50 kg	2–3 g/d

Tipps & Tricks

KI Anwendungsbeschränkung bei Niereninsuffizienz, ausgeprägten organischen Hirnveränderungen, Endokrinopathien

NW
- sehr häufig: Exzitation, Agitation, Somnolenz, Gesichtsfeldeinschränkungen, Müdigkeit
- häufig: Aggression, Nervosität, Depressionen, paranoide Reaktionen, Sprachstörungen, Kopfschmerzen, Schwindel, Tremor, verschwommenes Sehen, Diplopie, Nystagmus, Gewichtszunahme

WW kann Phenytoinspiegel senken

Cave! irreversible Gesichtsfeldausfälle möglich

Tipp
- HWZ 5–7 h
- Steady-state nach 1–3 Tagen
- wirksam bei BNS, hohe Dosen (100–146 mg/kg) sind wirksamer als niedrige (18–36 mg/kg)
- rasche Wirkung, meist innerhalb von 1–2 Wochen

AWMF Therapie der Blitz-Nick-Saalam Epilepsie (West-Syndrom) (S3)

Zidovudin

Retrovir

Darreichungsform

Filmtabletten/Kapseln	100/250/300 mg
Lösung	100 mg in 10 ml
Infusionslösung	10 mg in 1 ml, 100 mg in 10 ml, 200 mg in 20 ml

Indikation

Antiretrovirale Therapie einer HIV-Infektion, zur Primärprophylaxe einer HIV-Infektion bei Neugeborenen

Dosierung

NG zur Verhinderung einer vertikalen Infektion	oral	2 mg/kg oral alle 6 h beginnend innerhalb von 12 h nach der Geburt und bis zum Alter von 2–4 Wo.
	i. v.	1,5 mg/kg über 30 Min. alle 6 h für 10 d
HIV-Infektionen in Kombination mit anderen antiretroviralen Substanzen (oral)	Kdr. 3 Mon.–12 J.	• 360 bis 480 mg/m² KOF/d in 3–4 ED • Höchstdosis: 200 mg alle 6 h
	Kdr. > 12 J./Erw.	500 oder 600 mg/d in 2–3 ED

Tipps & Tricks

KI Neutrophile < 750/µl, Hb < 7,5 g/dl (Therapieabbruch erforderlich), NG mit behandlungsbedürftiger Hyperbilirubinämie oder mit über 5fach erhöhten Transaminasenspiegeln

NW
- sehr häufig: Kopfschmerzen, Übelkeit (abnehmend während der ersten Behandlungswochen)
- häufig: Knochenmarkdepression mit Anämie, Neutropenie, Leukopenie, Schwindel, gastrointestinale Symptome, erhöhte Leberenzymwerte, Myalgie

AWMF Deutsch-Österreichische Leitlinie zur HIV-Therapie in der Schwangerschaft und bei HIV-exponierten Neugeborenen (S2k)

Zolmitriptan

Ascoptop, Zolmitriptan, Zomig

Darreichungsform

Nasenspray 5 mg
Schmelztabletten 2,5 mg

Indikation

Akute Behandlung von Migräneanfällen mit und ohne Aura bei Nichtansprechen der nichtsteroidalen Antiphlogistika

Dosierung

Kdr. > 12 J.	nasal	5 mg (1 Sprühstoß in ein Nasenloch)
Jgdl. > 17 J.	oral	2,5 mg
nur bei Wiederauftreten bereits abgeklungener Symptome: Einnahme einer weiteren Dosis im Abstand von mind. 2 h		

Tipps & Tricks

Siehe Sumatriptan

Wichtige Laborparameter

Blutbild

Rotes Blutbild					
Alter	Erythrozyten (Mill./µl)	Retikulozyten (‰)	MCV (fl)	Hb (g/dl)	Hämatokrit (%)
1. LW	4,4–6,5	10–65	94–135	14–24	< 65
4. LW	3,9–5,3	3–13	82–126	11–17	41–48
3 Mon.	3,2–4,3	10–35	77–113	10–13	30–37
6 Mon.	3,8–5,0	3–13	73–109	10,5–14,5	34–39
1 J.	4,2–5,5	3–13	74–102	11–15	33–40
2–6 J.	4,3–5,5	1–13	72–88	12–15	34–41
7–12 J.	4,5–5,5	1–13	71–87	13–15,5	37–43
13–17 J. ♂	4,8–5,7	1–13	70–86	13–18	39–47
13–17 J. ♀	4,3–5,5	1–15	71–87	11–16	36–44
MCV = mittleres Volumen des einzelnen Erythrozyten					

Thrombozyten	
NG	100.000–250.000/µl
Kdr.	200.000–350.000/µl

Weißes Blutbild			
	Sgl.	Kdr.	Erw.
Leukozyten/µl	9.000 bis 15.000	8.000 bis 12.000	4.000–9.000
Stabkernige in %	0–10	0–10	3–5
Segmentkernige in %	25–65	25–65	50–70
Eosinophile in %	1–7	1–5	2–4
Basophile in %	0–2	0–1	0–1

Monozyten in %	7–20	1–6	2–6
Lymphozyten in %	20–70	25–50	25–40

Klinische Chemie

Alkalische Phosphatase	NG	115–370 U/l
	10.–30. LT	140–680 U/l
	2. bis 12. Mon.	160–700 U/l
	2.–8. LJ	130–620 U/l
	≥ 8 LJ	115–580 U/l
	letzter Wachstumsschub	bis 800 U/l
Ammoniak	bis 80 µg/dl	
Amylase	20–140 U/l	
Antithrombin III (AT III)	NG	40–70 %
	Kdr./Erw.	80–120 %
α_1-Antitrypsin	Sgl.	120–300 mg/dl
	Kdr./Erw.	90–210 mg/dl
Bilirubin	direkt	NG bis 1 mg/dl, sonst 0–0,4 mg/dl
	indirekt	NG + Austausch-/Fototherapiekurven, sonst bis 1 mg/dl
Blutgasanalyse (arteriell)	pH	7,35–7,45
	pCO_2	35–45 mmHg
	pO_2	80–100 mmHg
	Standardbikarbonat	22–28 mmol/l
	BE	± 2,5 mmol/l

Blutungszeit	NG	2–5 Min.
	Kdr./Erw.	2–3 Min.
Blutsenkungsgeschwindigkeit (BSG)	nach 1 h bis 10 mm/h	
	nach 2 h bis 20 mm/h	
Carnitin	gesamt	60–70 µmol/l
	frei	40–50 µmol/l
Chlorid	95–110 mmol/l	
Cholinesterase	1.600–2.500 U/l	
C-reaktives Protein (CRP)	bis 5 mg/l (laborabhängig)	
Creatininphosphokinase (CK)	NG	70–700 U/l
	Kdr./Erw.	• männl. 12–70 U/l weibl. 10–55 U/l; • CK-BB vorwiegend im Gehirn; CK-MB vorwiegend im Herzmuskel (< 8 %); CK-MM vorwiegend im Skelettmuskel
Eiweiß, gesamt	NG	4,3–7,6 g/dl
	Kdr./Erw.	5,3–8,3 g/dl
Ferritin	10–300 ng/ml	
Fibrinogen	180–350 mg/dl	
Glukose (nüchtern)	FG	30–60 mg/ml
	NG	40–60 mg/ml
	Sgl.	50–90 mg/ml
	Kdr./Erw.	60–110 mg/ml
Glutamat-Oxalat-Transaminase (GOT)	NG	6–40 U/l
	Sgl.	7–28 U/l
	Kdr./Erw.	8–22 U/l
Glutamat-Pyruvat-Transaminase (GPT)	NG/Sgl.	5–35 U/l
	Kdr./Erw.	8–20 U/l

γ-Glutamyltransferase (γ-GT)	NG	< 200 U/l
	Sgl. (ab 6. Mon.)	1–40 U/l
	Kdr./Erw.	< 40 U/l
Hämoglobin A_1 (HBA_1)	Kdr.	3,8–7,4 % des Gesamt-Hb
Harnsäure	NG	< 5,5 mg/dl
	Sgl.	< 5,5 mg/dl
	Kdr.	< 6,0 mg/dl
Harnstoff	NG	8–28 mg/dl (2,9–10 mmol/l)
	Sgl./KK	5–15 mg/dl (1,8–5,4 mmol/l)
	Kdr./Erw.	8–20 mg/dl (2,9–7,1 mmol/l)
IgE	NG	< 1,5 U/ml
	Sgl./KK	< 50 U/ml
	Kdr.	< 100 U/ml
	Erw.	< 200 U/ml
Kalium (K)	NG	3,6–6,1 mmol/l
	Kdr./Erw.	3,6–5,5 mmol/l
Kalzium, gesamt (Ca)	NG	1,8–3 mmol/l
	Sgl.	2,0–2,7 mmol/l
	Kdr./Erw.	2,1–2,7 mmol/l
Kortisol (8-Uhr-Wert)	NG	125 µg/dl
	Sgl.	3–6 µg/dl
	Kdr./Erw.	7–27 µg/dl
Kreatinin	NG	< 1,2 mg/dl
	≥ 5. LJ	< 0,5 mg/dl
	≥ 10. LJ	< 1,0 mg/dl
	≥ 11. LJ	< 1,2 mg/dl

Laktat			0,9–1,8 mmol/l am 1. LT erhöhte Werte nicht pathologisch!
Laktatdehydrogenase (LDH)		NG	200–800 U/l
		Sgl.	160–400 U/l
		Kdr./Erw.	80–240 U/l
Lipase		< 190 U/l	
Lipide	**Cholesterin**	Sgl.	90–190 mg/dl
		KK	120–200 mg/dl
		Schulk.	120–200 mg/dl
		HDL-Cholesterin	> 38 mg/dl
		LDL-Cholesterin	< 140 mg/dl
	Triglyceride	Sgl.	44–205 mg/dl
		KK	37–180 mg/dl
		Schulk.	< 150 mg/dl
Magnesium (Mg)		NG	0,8–1,1 mmol/l
		Sgl.	0,85–1,2 mmol/l
		KK	0,85–1,2 mmol/l
		Kdr./Erw.	0,7–1,1 mmol/l
Natrium (Na)		132–145 mmol/l	
Osmolalität		275–295 mosmol/kg Wasser	
Partielle Thromboplastinzeit (PTT)		NG	45–70 sec
		Kdr./Erw.	28–40 sec
Phenylalanin			< 4 mg/dl

Phosphat	NG	5,0–9,6 mg/dl
	Kdr.	4,5–6,7 mg/dl
	Erw.	2,5–4,8 mg/dl
Thrombinzeit (TZ)	10–16 sec	
Thromboplastinzeit nach Quick	NG	< 40 %
	Kdr./Erw.	70–120 %
Thyreoideastimulierendes Hormon (TSH)	NG	0,5–20 µU/ml
	Kdr./Erw.	0,5–5 µU/ml

Urinbefunde

Leukozyten	< 10/µl (Zählkammer)	
Erythrozyten	< 5/µl (Zählkammer)	
Bakterien	Mittelstrahlurin	$< 10^5$/ml
	Katheterurin	$< 10^4$/ml
	Blasenpunktionsurin	jede Keimzahl pathologisch
Hämoglobin	negativ, nach körperlicher Belastung und parainfektiös positiver Nachweis möglich	
Kalium	2,5–125 mmol/d (abhängig von Kaliumzufuhr)	
Natrium	40–120 mmol/d (abhängig von Natriumzufuhr)	
Osmolalität	40–600 mosmol/kg Wasser	
Eiweiß	< 0,1 g/m^2 KOF/d	
Urobilinogen	negativ	

Liquorbefunde

Eiweiß	NG	15–130 mg/dl
	Kdr./Erw.	10–50 mg/dl
Erythrozyten	NG	abhängig vom Geburtsmodus 0–360/3 Zellen
	Kdr./Erw.	0/3 Zellen
Leukozyten	NG	abhängig vom Geburtsmodus < 150/3 Zellen
	Kdr./Erw.	< 12/3 Zellen
Glukose	38–65 mg/dl (< ⅔ und > ½ des Blutzuckerwertes)	
Laktat	0,8–1,9 mmol/l	

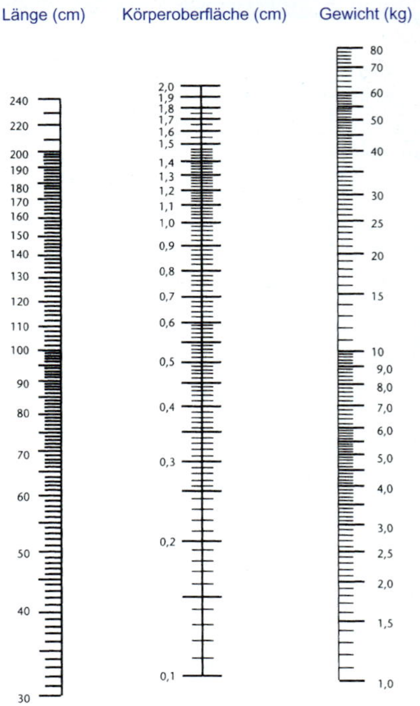

Abb. 1 Nomogramm zur Berechnung der Körperoberfläche (KOF). Quelle: Susanne Adler, Lübeck

Index

Index